Andrea Ullrich

Expression der Polo-like-Kinase 1 und 3 im Magenkarzinom

Andrea Ullrich

Expression der Polo-like-Kinase 1 und 3 im Magenkarzinom

Expressionsmuster, Korrelation mit klinisch-pathologischen Daten und Prognoserelevanz

Südwestdeutscher Verlag für Hochschulschriften

Impressum / Imprint
Bibliografische Information der Deutschen Nationalbibliothek: Die Deutsche Nationalbibliothek verzeichnet diese Publikation in der Deutschen Nationalbibliografie; detaillierte bibliografische Daten sind im Internet über http://dnb.d-nb.de abrufbar.
Alle in diesem Buch genannten Marken und Produktnamen unterliegen warenzeichen-, marken- oder patentrechtlichem Schutz bzw. sind Warenzeichen oder eingetragene Warenzeichen der jeweiligen Inhaber. Die Wiedergabe von Marken, Produktnamen, Gebrauchsnamen, Handelsnamen, Warenbezeichnungen u.s.w. in diesem Werk berechtigt auch ohne besondere Kennzeichnung nicht zu der Annahme, dass solche Namen im Sinne der Warenzeichen- und Markenschutzgesetzgebung als frei zu betrachten wären und daher von jedermann benutzt werden dürften.

Bibliographic information published by the Deutsche Nationalbibliothek: The Deutsche Nationalbibliothek lists this publication in the Deutsche Nationalbibliografie; detailed bibliographic data are available in the Internet at http://dnb.d-nb.de.
Any brand names and product names mentioned in this book are subject to trademark, brand or patent protection and are trademarks or registered trademarks of their respective holders. The use of brand names, product names, common names, trade names, product descriptions etc. even without a particular marking in this works is in no way to be construed to mean that such names may be regarded as unrestricted in respect of trademark and brand protection legislation and could thus be used by anyone.

Coverbild / Cover image: www.ingimage.com

Verlag / Publisher:
Südwestdeutscher Verlag für Hochschulschriften
ist ein Imprint der / is a trademark of
AV Akademikerverlag GmbH & Co. KG
Heinrich-Böcking-Str. 6-8, 66121 Saarbrücken, Deutschland / Germany
Email: info@svh-verlag.de

Herstellung: siehe letzte Seite /
Printed at: see last page
ISBN: 978-3-8381-3612-7

Zugl. / Approved by: Berlin, HU/Charité, Diss., 2010

Copyright © 2013 AV Akademikerverlag GmbH & Co. KG
Alle Rechte vorbehalten. / All rights reserved. Saarbrücken 2013

Zusammenfassung

Die Polo-like-Kinasen sind als zentrale mitotische Regulatoren am fehlerfreien Ablauf des Zellzyklus' beteiligt, indem sie u. a. die Zentrosomenorganisation, die Bildung des mitotischen Spindelapparates und die Zytokinese kontrollieren (PLK1), aber auch durch Mitwirkung an den Kontrollpunkten des Zellzyklus' antiproliferative Funktionen übernehmen (PLK2 und 3). In verschiedenen Tumorgeweben konnte eine Überexpression der PLK1 festgestellt werden, wohingegen zur Expression der PLK3 in Tumoren variierende Daten vorliegen. Weiterhin ließ sich sowohl *in vitro* als auch *in vivo* zeigen, dass eine Inhibition der PLK1 eine Induktion von Apoptose und eine Suppression des Tumorwachstums bewirkt.

In der vorliegenden Arbeit wurden die Expressionsmuster der PLK1 und 3 im paraffineingebetteten Tumorgewebe von 135 Patienten mit Magenadenokarzinom sowie in 46 korrespondierenden Lymphknotenmetastasen immunhistochemisch untersucht. Die Expressionsdaten wurden mit klinisch-pathologischen Parametern und mit dem Patientenüberleben korreliert. Darüber hinaus erfolgte die Analyse der Expression von PLK1 in einer humanen Magenkarzinomzelllinie sowie kryokonserviertem Magentumorgewebe mit Hilfe von Immunoblot- und Immunfluoreszenztechniken.

Eine Überexpression der PLK1 fand sich, verglichen mit normaler Magenschleimhaut, in 54,1% der Karzinome. Diese Überexpression korrelierte positiv mit dem Tumorstadium, dem Lymphknotenstatus und dem Alter der Patienten bei Diagnosestellung sowie einem diffusen Wachstumsmuster nach Laurén. Die PLK1-Expression im Primärtumor unterschied sich hierbei nicht wesentlich von der PLK1-Expression in den korrespondierenden Lymphknotenmetastasen. 57,3% der Karzinome zeigten eine PLK3-Überexpression, wobei das Expressionsniveau der PLK3 in den entsprechenden Lymphknotenmetastasen etwas höher lag. Die PLK3-Expression korrelierte positiv mit dem Tumorstadium und dem Lymphknotenstatus sowie mit der Expression der PLK1. Die univariate

Überlebensanalyse zeigte eine signifikante negative prognostische Relevanz verstärkter PLK1- und PLK3-Expression, wohingegen die Expression beider Isoenzyme in der multivariaten Überlebensanalyse keinen unabhängigen prognostischen Einfluss hatte. Im Vergleich zu normaler Magenmukosa wiesen sowohl die untersuchte Magenkarzinomzelllinie als auch die kryokonservierten Magentumorproben eine gesteigerte PLK1-Expression auf.

Zusammenfassend ließ sich in der vorliegenden Arbeit eine Korrelation der Expression von PLK1 und 3 im Magenkarzinom mit prognostisch ungünstigen klinisch-pathologischen Parametern sowie dem Patientenüberleben feststellen, was für eine Beteiligung dieser Proteine an der Entstehung des Magenkarzinoms spricht und insbesondere das PLK1-Molekül als Ziel neuer chemotherapeutischer Ansätze attraktiv erscheinen lässt.

Abstract

Polo-like kinases are important mitotic regulators controlling cell cycle progression by contributing to centrosome organisation, mitotic spindle formation and cytokinesis (PLK1). However, some members of this enzyme family also participate in cell cycle checkpoint functions (PLK2 and PLK3). Numerous tumours were shown to overexpress PLK1 whereas PLK3 expression varied in different tumour entities. Furthermore, inhibition of PLK1 *in vitro* and *in vivo* leads to apoptosis and suppression of tumour growth.

In the present study, expression patterns of PLK1 and 3 were investigated in paraffin-embedded tumour tissue from 135 patients with gastric adenocarcinoma and in corresponding lymph node metastases using immunohistochemistry. Expression data were correlated with clinicopathological parameters and with patient survival. Furthermore, the expression of PLK1 was analysed in a human gastric cancer cell line and in deep-frozen gastric cancer tissue using immunoblotting and immunofluorescence techniques.

An overexpression of PLK1 was found in 54.1% of analysed carcinomas compared to normal gastric mucosa. This overexpression correlated positively with the tumour stage, the nodal status and patients' age as well as a diffuse growth pattern according to Laurén. PLK1 expression in primary tumour tissue did not considerably differ from PLK1 expression in the corresponding lymph node metastases. 57.3% of carcinomas showed an overexpression of PLK3 with slightly higher PLK3 expression levels in lymph node metastases. PLK3 expression correlated positively with tumour stage and nodal status as well as with PLK1 expression. Univariate survival analysis revealed a significant negative prognostic impact of PLK1 and PLK3 overexpression whereas expression of both isoenzymes had no independent influence on patients' prognosis in multivariate survival analysis. Compared to normal gastric mucosa the analysed gastric cancer cell line and the deep-frozen gastric cancer tissue displayed higher expression levels of PLK1.

In conclusion, the present study established an interrelation between the expression of PLK1 and 3 in gastric carcinoma and prognostic factors indicating malignancy as well as patient survival. These results argue for an important role of PLK1 and 3 in oncogenesis of gastric cancer proposing especially the PLK1 molecule as a target of novel chemotherapeutic approaches.

Inhaltsverzeichnis

1 Einleitung   **1**
    1.1 Das Magenkarzinom 1
        1.1.1 Epidemiologie 1
        1.1.2 Ätiologie und Risikofaktoren 2
        1.1.3 Histologische Einteilung 4
        1.1.4 Diagnose und Therapie 4
    1.2 Die Polo-like-Kinase 7
        1.2.1 Allgemeines 7
        1.2.2 Funktionen der PLK1 8
        1.2.3 Funktionen der PLK3 (Fnk/Prk) 13
        1.2.4 Rolle der PLK bei der Onkogenese 15

2 Zielsetzung   **19**

3 Material und Methoden   **21**
    3.1 Patientenkollektiv und Verteilung der klinisch-pathologischen Parameter 21
    3.2 Methoden 23
        3.2.1 Histopathologische Aufarbeitung und Untersuchung der Gewebeproben 23
        3.2.2 Immunhistochemie 24
        3.2.3 Evaluation und Quantifizierung der immunhistochemischen Färbung 25
        3.2.4 Kultivierung von Tumorzellen 25
        3.2.5 Proteinisolierung 26
        3.2.6 Proteinkonzentrationsbestimmung 27
        3.2.7 Western Blot 27
        3.2.8 Immunfluoreszenz 28
        3.2.9 Angaben zur statistschen Analyse 29

3.3	Auflistung der verwendeten Materialien		30
	3.3.1 Geräte		30
	3.3.2 Verbrauchsmaterialien		31
	3.3.3 Chemikalien und Enzyme		32
	3.3.4 Kits		34
	3.3.5 Antikörper		34
	3.3.6 Zelllinie		34
	3.3.7 Kulturmedien, Puffer und Lösungen		34

4 Ergebnisse   **39**

4.1 Immunhistochemische Analyse der PLK-Expression . . . 39
    4.1.1 Expression der PLK-Isoformen in normaler Magenmukosa . . . 39
    4.1.2 Expression von PLK1 und PLK3 im Magenadenokarzinom . . . 39
    4.1.3 Expression von PLK1 und PLK3 in Lymphknotenmetastasen . . . 40

4.2 Korrelation der Expression der PLK-Isoformen miteinander und mit klinisch-pathologischen Parametern . . . 44
    4.2.1 Korrelation der Expression der PLK1-Isoformen miteinander . . . 44
    4.2.2 Korrelation der PLK1-Expression mit klinisch-pathologischen Parametern . . . 44
    4.2.3 Korrelation der PLK3-Expression mit klinisch-pathologischen Parametern . . . 49

4.3 Korrelation der PLK-Expression mit dem Patientenüberleben . . . 50
    4.3.1 Prognostische Relevanz klinisch-pathologischer Faktoren in der univariaten Überlebensanalyse . . . 52
    4.3.2 Prognostische Relevanz der PLK1 in der univariaten Überlebensanalyse . . . 56
    4.3.3 Prognostische Relevanz der PLK3 in der univariaten Überlebensanalyse . . . 56
    4.3.4 Multivariate Überlebensanalyse unter Einschluss der PLK1- Expression . . . 58
    4.3.5 Multivariate Überlebensanalyse unter Einschluss der PLK3- Expression . . . 59

4.4	Expression von PLK1 in kryokonservierten Magengewebeproben sowie in der Magenkarzinomzelllinie EPG85-257	60
	4.4.1 Expression von PLK1 in normaler Magenmukosa	61
	4.4.2 Expression von PLK1 im Magenadenokarzinom .	62
	4.4.3 Expression von PLK1 in der Magenkarzinomzelllinie	62
4.5	Immunfluoreszenzuntersuchung der Expression von PLK1 und PLK3 in EPG85-257	63

5 Diskussion 67

5.1 Expression der PLK1 und PLK3 in Normal- und Tumorgewebe des Magens 67
    5.1.1 Expression der PLK1 und PLK3 in Normalgeweben 67
    5.1.2 Expression der PLK1 und PLK3 im Magenkarzinom und anderen malignen Tumoren 68
5.2 Korrelation der PLK-Expression mit klinisch-pathologischen Parametern 71
    5.2.1 Korrelation der PLK1-Expression mit klinisch-pathologischen Parametern 71
    5.2.2 Korrelation der PLK3-Expression mit klinisch-pathologischen Parametern 73
5.3 PLK1 und PLK3 als Prognosemarker 74
    5.3.1 Univariate Überlebensanalyse 74
    5.3.2 Multivariate Überlebensanalyse 74
5.4 Unterstützende Ergebnisse aus Immunoblot- und Immunfluoreszenzuntersuchungen 76
5.5 Therapeutische Ansätze und therapeutischer Ausblick . 77

Abkürzungsverzeichnis   **83**

Literaturverzeichnis   **87**

1 Einleitung

1.1 Das Magenkarzinom

1.1.1 Epidemiologie

Das Magenkarzinom gilt weltweit sowohl hinsichtlich Inzidenz als auch Mortalität als eine der wichtigsten malignen Neoplasien. Mit ca. 930 000 Neuerkrankungen und etwa 700 000 Todesfällen pro Jahr stellt es die vierthäufigste Krebserkrankung und die nach Lungenkrebs zweithäufigste tumorbedingte Todesursache der Welt dar.[1]

Fast zwei Drittel aller Magenkrebserkrankungen kommen in den Entwicklungsländern sowie in Japan, China und Osteuropa vor, in denen die höchsten Neuerkrankungsraten beobachtet werden.[1] Allerdings konnte insbesondere in den westlichen Industrienationen in den letzten Jahrzehnten eine kontinuierliche Abnahme der Inzidenz verzeichnet werden. In Deutschland geht man für den Zeitraum vom Anfang der 1970er Jahre bis zum Ende der 1990er Jahre bei beiden Geschlechtern von einer Reduktion der Neuerkrankungsrate um die Hälfte aus.[2] Die jährliche Inzidenz wurde zuletzt auf insgesamt rund 18 800 Fälle geschätzt, davon knapp 11 000 Männer und etwa 7 800 Frauen. Damit war das Magenkarzinom 2003/2004 in Deutschland bei Männern die fünfthäufigste maligne Neoplasie (4,8% aller Krebsneuerkrankungen), bei Frauen stand es mit einem Anteil von 3,8% an siebter Stelle. Für die Zukunft wird ein weiterer Rückgang der Inzidenz erwartet. Das mittlere Erkrankungsalter liegt für Männer bei 70 Jahren und für Frauen bei 75 Jahren, vor dem 40. Lebensjahr tritt das Magenkarzinom nur selten auf.[3]

Für die Mortalität zeichnet sich ein ähnlicher Trend wie für die Inzidenz ab: Bis 2004 hat die Zahl der an den Folgen eines Magenkarzinoms Verstorbenen auf rund 11 500 im Jahr abgenommen, davon rund 6 300 Männer sowie etwa 5 200 Frauen, bei weiter zurückgehender Sterblichkeit. Dennoch gehört das Magenkarzinom in Deutschland noch immer zu

1. Einleitung

den häufigsten Ursachen für den Tod aufgrund einer Krebserkrankung. Mit einem Anteil von 5,7% an der Gesamtheit der tumorbedingten Sterbefälle stand es 2004 bei Männern an fünfter Stelle der Krebstodesursachen, bei Frauen mit 5,3% an sechster Stelle.[3]

Trotz weltweiter Fortschritte in der Diagnostik und Therapie des Magenkarzinoms beträgt die relative 5-Jahres-Überlebensrate derzeit nur in Japan etwa 70%,[4,5] in den USA werden lediglich 24%,[6] in Deutschland 28%[7] erreicht. Die deutlich schlechtere Prognose in den westlichen Industrienationen erklärt sich durch das überwiegende Vorliegen bereits regional oder fernmetastasierter Erkrankungen zum Zeitpunkt der Diagnose eines Magenkarzinoms (64% der Patienten). Die 5-Jahres-Überlebensrate dieser fortgeschrittenen Tumoren ist mit 22% bei einer Metastasierung in regionale Lymphknoten bzw. 3% beim Vorliegen von Fernmetastasen gegenüber der Rate lokal beschränkter Karzinome (60%) erheblich reduziert.[6]

Bei der epidemiologischen Betrachtung des Magenkarzinoms empfiehlt sich die Unterscheidung in Adenokarzinome des distalen Magens, deren starker Rückgang für die generelle Abnahme der Zahl der Magenkrebserkrankungen verantwortlich ist, sowie in Adenokarzinome des gastroösophagealen Übergangs und der Magenkardia, deren Anzahl in den letzten 20 Jahren eher zugenommen hat und die sich auch ätiologisch von ersteren abgrenzen lassen.[8,9]

1.1.2 Ätiologie und Risikofaktoren

Dem Auftreten eines distalen Magenkarzinoms liegt pathogenetisch die Entwicklung einer Dysplasie aus einer intestinalen Metaplasie zugrunde. Metaplastisches Gewebe wiederum kann sich auf dem Boden einer Oberflächengastritis mit multifokaler Atrophie der Schleimhaut bilden.

Als Risikofaktoren für die Entstehung eines distalen Magenkarzinoms gelten sowohl verschiedene Umwelteinflüsse als auch eine genetische Prädisposition. Neben dem Vorliegen bestimmter hereditärer Karzinomsyndrome wie z. B. der familiären adenomatösen Polyposis (FAP), dem hereditären non-polypösen Kolonkarzinom (HNPCC) oder dem Li-Fraumeni-Syndrom besteht für Menschen mit der Blutgruppe A sowie bei einer Verwandtschaft ersten Grades mit einem Magenkarzinompatienten statistisch ein erhöhtes Risiko, an einem Magenkarzinom zu erkranken. Betrachtet man die molekulare Karzinogenese des Magenkarzinoms, finden sich u. a. Alterationen der p53-, APC- und E-Cadherin-Gene sowie eine Mikrosatelliteninstabilität in bis zu 50% der Fälle.

Wichtige Umweltfaktoren bei der Entwicklung eines Magenkarzinoms stellen Nahrungs- und Genussmittel dar. Hierbei können insbesondere gepökelte, geräucherte und stark gesalzene Speisen mit einem hohen Nitratgehalt sowie ein Alkohol- bzw. Nikotinabusus die Krebsentstehung begünstigen. Die karzinogene Wirkung der im Magen gebildeten Nitrosamine konnte bisher allerdings nur im Tierexperiment nachgewiesen werden. Ein protektiver Effekt wird in diesem Zusammenhang dem regelmäßigen Verzehr von frischem Obst und Gemüse zugesprochen, der vermutlich auf der Hemmung des Nitrosierungsprozesses durch Vitamin C und Carotinoide beruht.[9]

Darüber hinaus kommt der Infektion mit Helicobacter pylori (H.p.) eine bedeutende Rolle in der Magenkarzinogenese zu. Sowohl in epidemiologischen Studien als auch mit Hilfe von Tiermodellen konnte der Zusammenhang einer H.p.-Infektion mit der Entstehung eines Magenkarzinoms belegt werden.[10] Möglicherweise ist hierbei auch der Zeitpunkt der Infektion von Bedeutung: Eine im Kindesalter erfolgte Ansteckung mit H.p. birgt ein höheres Risiko für die spätere Erkrankung an einem Magenkarzinom als die Erstinfektion im Erwachsenenalter, die eher eine „peptische Ulkuskrankheit" hervorruft.[11] Man geht davon aus, dass Helicobacter pylori die Karzinomentstehung nicht nur indirekt über die chronische Entzündung der Magenschleimhaut begünstigt, sondern auch einen direkten karzinogenen Einfluss auf die Mukosa hat.[10]

Weiterhin konnte beim Vorliegen bestimmter Vorerkrankungen des Magens eine erhöhte Karzinominzidenz festgestellt werden. Als präkanzeröse Läsionen gelten in diesem Zusammenhang Adenome der Magenschleimhaut. Daneben besteht für Patienten mit einer chronisch atrophischen Gastritis ein erhöhtes Karzinomrisiko, insbesondere, wenn es sich um eine durch Helicobacter pylori hervorgerufene Pangastritis (Typ B) handelt. Aber auch für die chronisch atrophische Gastritis Typ A, die Riesenfaltengastritis (M. Ménétrier), die intestinale Metaplasie (Subtyp III) sowie den Zustand nach Magenresektion konnte eine höhere Erkrankungswahrscheinlichkeit für ein Magenkarzinom nachgewiesen werden.[9]

Die Entstehung der Karzinome des proximalen Magens bzw. des gastroösophagealen Übergangs führt man, ähnlich wie die der Adenokarzinome des Ösophagus, pathogenetisch auf die Entwicklung einer intestinalen Metaplasie (entsprechend der Barrett-Metaplasie des Ösopha-

1. Einleitung

gus) zurück, die sich aufgrund einer gastroösophagealen Refluxkrankheit ausbilden kann.

Darüber hinaus konnten Adipositas (BMI>30), Nikotinabusus sowie eine nitratreiche Ernährung als Risikofaktoren für die Entstehung eines proximalen Magenkarzinoms identifiziert werden.[8]

1.1.3 Histologische Einteilung

Zur Beurteilung des histologischen Bildes eines Magenkarzinoms werden die Einteilung der WHO in verschiedene Subtypen sowie die Klassifikation des Tumorwachstumsmusters nach Laurén herangezogen.

Die WHO-Klassifikation des Jahres 2000 unterscheidet sechs histologisch abgrenzbare Formen des Magenkarzinoms. Am häufigsten werden Adenokarzinome diagnostiziert, die wiederum in tubuläre, papilläre und muzinöse Adenokarzinome sowie Siegelringzellkarzinome unterteilt werden können. Als weitere Subtypen werden das adenosquamöse Karzinom, das Plattenepithelkarzinom, das kleinzellige Karzinom, das undifferenzierte Karzinom sowie sonstige Karzinome des Magens aufgeführt.[12]

Für epidemiologische Studien hat sich die Einteilung der Magenkarzinome nach Laurén in den intestinalen sowie den diffusen Typ bewährt. In Tabelle 1.1 sind die histologischen Merkmale aufgelistet, die eine Zuordnung zum jeweiligen Typ ermöglichen.[13]

Magenkarzinome, die weder dem intestinalen noch dem diffusen Typ nach Laurén entsprechen, bezeichnet man als gemischten Typ (ca. 15-20% der Karzinome). Im Hinblick auf therapeutische und prognostische Konsequenzen sollten sie der Gruppe der diffusen Typen zugeordnet werden.[9]

1.1.4 Diagnose und Therapie

Besteht klinisch der Verdacht auf eine Neoplasie des oberen Gastrointestinaltraktes, sollte die Indikation zur Ösophagogastroduodenoskopie großzügig gestellt werden. Die Endoskopie gilt als Methode der Wahl bei der Diagnostik des Magenkarzinoms, da mit Hilfe einer gezielten Biopsieentnahme aus Tumor und tumorferner Mukosa sowohl eine histologische Diagnosesicherung als auch eine Beurteilung des Tumortyps, des Differenzierungsgrades und des Wachstumstyps nach Laurén erfolgen kann.[9]

Tabelle 1.1: Klassifikation der Magenkarzinome nach Laurén

Intestinaler Typ (ca. 46% der Karzinome)	Diffuser Typ (ca. 37% der Karzinome)
überwiegend Drüsenbildung	ausgedehnte Infiltration der Magenwand
Ähnlichkeit der Tumorzellen mit atypischen intestinalen Zylinderepithelien, meistens geringe Schleimbildung	dissoziiert liegende Tumorzellen, meist ausgeprägte intrazelluläre Schleimbildung (Siegelringzellen)
expansives Wachstum mit guter Abgrenzung	unscharfe Tumorbegrenzung
oft ausgeprägte zelluläre Stromareaktion	eher geringe, lymphozytäre Stromareaktion

An die Diagnosestellung eines Magenkarzinoms schließt sich die prätherapeutische Evaluation des Tumorstadiums – das klinische Staging – nach dem TNM-System der UICC[14] an. Die Tiefe der Tumorinfiltration in die Magenwand (T-Stadium) und die Lymphknotenmetastasierung (N-Stadium) sollten mit Hilfe der Endosonographie untersucht werden. In Abhängigkeit vom vorliegenden Tumorstadium wird im Anschluss eine Oberbauchsonographie (T1/T2-Tumor) bzw. eine Computertomographie von Abdomen und Becken sowie nach Möglichkeit eine diagnostische Laparoskopie mit Sonographie und Lavage-Zytologie (T3/T4-Tumor) durchgeführt, um den exakten Lymphknotenstatus, die Umgebungsbeziehungen des Tumors sowie eine eventuelle Peritonealkarzinose und Fernmetastasierung festzustellen. Das Staging in der M-Kategorie sollte durch ein Knochenszintigramm und ein Röntgenthoraxbild ergänzt werden.[9,15]

Basierend auf dem klinischen Stadium der Tumorerkrankung kann nun die Einleitung einer individuell abgestimmten Therapie erfolgen. Im Falle eines Magenfrühkarzinoms vom Mukosatyp (Stadium IA) ist eine lokale Exzision der betroffenen Magenwand möglich, die als kombinierte endoskopisch-laparoskopische Magenwandresektion durchgeführt werden sollte. Falls im Rahmen der histopathologischen Aufarbeitung allerdings ein Frühkarzinom vom Submukosatyp festgestellt wird, muss therapeutisch wie bei einem lokal fortgeschrittenen Karzinom vorgegangen werden. Daneben bestehen die Optionen einer endoskopischen

1. Einleitung

Mukosaresektion sowie einer Lasertherapie, diese Verfahren von eingeschränkter Radikalität gelten jedoch nicht als Standard.[15]

Lokalisierte und lokal fortgeschrittene Magenkarzinome (Stadium IB, II und IIIA) sollten nach Möglichkeit im Rahmen einer subtotalen bzw. totalen Gastrektomie primär reseziert werden, sofern durch die Operation eine R0-Situation erreicht werden kann. Das Ziel des operativen Eingriffs, der noch immer als die einzige kurative Therapieoption angesehen werden muss, besteht neben der kompletten Entfernung des Primärtumors mit adäquatem Sicherheitsabstand in der Resektion der Lymphknoten des perigastralen Abflussgebietes. Hinsichtlich der Radikalität der Lymphknotenentfernung wird aktuell eine internationale chirurgische Debatte geführt: die Frage, ob die erweiterte Lymphadenektomie (D2-LA) gegenüber der einfachen Resektion (D1-LA) signifikante prognostische Vorteile erbringt oder ob lediglich die postoperative Morbidität und Mortalität unverhältnismäßig erhöht werden, konnte selbst in großen, prospektiv randomisierten Studien aus den Niederlanden und Großbritannien[16,17] zunächst nicht abschließend geklärt werden. Ein signifikanter Überlebensvorteil nach einer D2-Resektion ergab sich in diesen Studien nur, wenn ausschließlich methodisch einwandfrei behandelte Patienten berücksichtigt wurden.[15] Ist eine R0-Resektion des Primärtumors nicht möglich, sollte eine neoadjuvante Chemotherapie im Rahmen randomisierter Studien angestrebt werden, wodurch die Resektabilität und damit die Prognose der Patienten verbessert werden kann. Eine valide Einschätzung des Stellenwerts der neoadjuvanten Chemotherapie liegt allerdings noch nicht vor.

Besteht bereits ein fortgeschrittenes bzw. fernmetastasiertes Magenkarzinom, ist ein palliativer operativer Eingriff lediglich bei drohenden oder eingetretenen Komplikationen (z. B. einer Stenose oder Blutung) indiziert, endoskopisch-interventionelle Techniken wie die Lasertherapie oder eine Stenteinlage haben in dieser Situation einen höheren Stellenwert als die chirurgische Therapie. Generell ist in den Stadien IIIB und IV eine multimodale Behandlung angezeigt, die nach Möglichkeit ebenfalls eine adjuvante Radiochemotherapie im Rahmen randomisierter Studien einschließen sollte. Für Magenkarzinome ohne Fernmetastasen in den Stadien II bis IV konnte für die chirurgische Komplettresektion, gefolgt von einer postoperativen Chemotherapie mit anschließender Radiochemotherapie (jeweils mit der Basissubstanz 5-Fluorouracil) gegenüber der alleinigen chirurgischen Resektion in einer US-amerikanischen Untersuchung ein signifikanter Überlebensvorteil festgestellt werden, was in den USA zur Etablierung der adjuvanten Radiochemotherapie unter den genannten Voraussetzungen führte.[18] Für die palliative Situation konnte darüber hinaus nicht nur eine Symptomreduktion, sondern auch eine Lebenszeitverlängerung bei Anwendung einer Chemotherapie gegenüber einer alleinigen supportiven Therapie gezeigt werden.[9] In diesem Fall sollten in erster Linie gut verträgliche, auf 5-FU basierende Therapieschemata zum Einsatz kommen, die ambulant durchgeführt werden können.

1.2 Die Polo-like-Kinase

1.2.1 Allgemeines

Die Polo-like-Kinasen (PLK) stellen eine Familie von Serin-Threonin-Kinasen dar, die sich durch hochkonservierte strukturelle Gemeinsamkeiten auszeichnen und von großer funktioneller Bedeutung für den Ablauf des Zellzyklus' und besonders der M-Phase sind, aber auch darüber hinaus eine wichtige Rolle spielen.[19,20,21] Benannt wurde diese Proteinfamilie nach dem *polo*-Gen von *Drosophila melanogaster*, das 1988 von Sunkel und Glover[22] entdeckt wurde. Heute kennt man zahlreiche Vertreter dieser Enzymfamilie, die in diversen Spezies gefunden wurden. Tabelle 1.2 zeigt eine Übersicht der Polo-like-Kinasen häufig untersuchter Organismen; die humanen Polo-like-Kinasen werden im Allgemeinen als PLK1 bis 4 bezeichnet, wobei einige synonyme Bezeichnungen für bestimmte Isoformen nach wie vor geläufig sind.[19]

Alle PLK-Proteine besitzen eine gleichartige katalytische Domäne am N-Terminus sowie eine C-terminale Region, die neben einer für die proteolytische Degradation der PLK erforderlichen D-Box eine oder zwei sog. Polo-Boxen mit einer vorgeschalteten Polo-Box-Capsequenz enthält, die zusammen als Polo-Box-Domäne (PBD) bezeichnet werden. Funktionell stellt die PBD eine phosphopeptidbindende Einheit dar, die spezifisch phosphorylierte Substrate der PLK erkennen und in die unmittelbare Nachbarschaft der katalytischen Domäne bringen kann, aber auch die subzelluläre Lokalisation und Wirkung der PLK während der M-Phase an den Zentrosomen bzw. Spindelpolen durch die Bindung an Dockingproteine begünstigt. Liegt keine Assoziation der Polo-Box-

1. Einleitung

Tabelle 1.2: Polo-like-Kinasen (PLK) in verschiedenen Organismen

Organismus	Polo-like-Kinase	Funktionen
Mammalia	PLK1	zahlreiche Funktionen bei Mitose / Zytokinese
	PLK2 (Snk) und PLK3 (Fnk/Prk)	G1/S-Übergang, Reaktion auf DNA-Schäden, Regulation synaptischer Plastizität
	PLK4 (Sak)	Mitoseabschluss
Xenopus laevis	Plx1	Beteiligung an Mitoseeintritt und -ende
	Plx2, Plx3	keine spezifische Funktion bekannt
Drosophila melanogaster	Polo	Regulation von Mitose und Zytokinese
Caenorhabditis elegans	Plc1, Plc2, Plc3	Abbau der Zellkernhülle
Schizosaccharomyces pombe	Plo1p	Regulation von Mitose und Zytokinese
Saccharomyces cerevisiae	Cdc5	Regulation von Meiose, Mitose / Mitoseende

Domäne mit entsprechenden Liganden vor, wird die basale Kinaseaktivität der PLK inhibiert. Die Aktivierung der Polo-like-Kinasen erfolgt somit durch die Bindung von Phosphopeptidsequenzen anderer Proteine an die PBD, aber auch durch die Phosphorylierung der sog. T-Schleife, einem Threoninrest an Position 210 innerhalb der Kinasedomäne der PLK1.[23,24]

1.2.2 Funktionen der PLK1

In den letzten Jahren wurden zunehmend mehr *in vivo*-Substrate der PLK1 identifiziert, die selbst regulatorische Funktionen innerhalb des Zellzyklus' besitzen.[25,26]

Für die Einleitung der Mitosephase ist der sogenannte MPF (mitosis-promoting factor), ein Komplex aus der Cyclin-abhängigen Kinase 1 (Cdk1) und Cyclin B, dessen Konzentration im Zytoplasma zum Ende der G2-Phase hin stark zunimmt, von entscheidender Bedeutung.[27] Man nimmt an, dass die initiale Aktivierung des Cdk1-Cyclin-B-Komplexes am Zentrosom stattfindet, an dem auch PLK1 in dieser Phase hauptsächlich lokalisiert ist.[28] In Abhängigkeit vom erfolgreichen Abschluss der DNA-Replikation wird die inhibierende Phosphorylierung an zwei ATP-Bindungsstellen der Cdk1 (Thr14 und Tyr15) durch die Phosphatase Cdc25, initial insbesondere durch deren Subtyp B,[29] aufgehoben und der MPF in den Zellkern transloziert.[30] Bei der Aktivierung der Cdk1 geht man von einer positiven Feedbackschleife aus, in die außer Cdc25 auch PLK1 integriert ist: mit zunehmender Kinaseaktivität der Cdk1 durch Dephosphorylierung sowie aktivierender Phosphorylierung eines T-Loops (Thr161) durch den Cak-Komplex (Cdk7, Cyclin H, MAT1)[31] erfolgt eine verstärkte Aktivierung von Cdc25 mit konsekutiver Aktivitätssteigerung der Cdk1.[32] Zu den wichtigsten PLK1-Substraten am G2/M-Phase-Übergang gehören Cdc25c und Cyclin B, auf die in humanen Zellen zwar wahrscheinlich keine direkt aktivierende Wirkung durch eine Phosphorylierung ausgeübt wird, die jedoch über eine Steuerung ihrer subzellulären Lokalisation, d. h. über eine Hemmung ihrer nukleären Ausschleusung nach Phosphorylierung einer NES-Sequenz, funktionell gefördert werden.[33,34] Für die Wirkung der PLK1 innerhalb dieser Feedbackschleife ist die vorhergehende „Vor"-Phosphorylierung ihrer Substrate bedeutsam, da die Polo-Box-Domäne speziell phosphorylierte Sequenzen erkennen und binden kann, wodurch sich die Kinaseaktivität der PLK1 voll entfalten kann.[23,35] Darüber hinaus werden der PLK1 ein inhibitorischer Einfluss auf die Wee1[36] und der Plx1 eine hemmende Wirkung auf die Myt1[37] zugeschrieben, zwei Kinasen, die vor Mitosebeginn durch Phosphorylierung oben genannter ATP-Bindungsstellen der Cdk1 die Aktivierung des MPF blockieren.[30]

Der Eintritt einer Zelle in die Mitosephase hängt aber auch maßgeblich von der Integrität der replizierten DNA ab. Liegen am Ende der G2-Phase DNA-Schäden, insbesondere Doppelstrangbrüche vor, kommt es zu einer Hemmung der Cdk1-Cyclin-B-Aktivierung durch den sog. DNA-Schadenskontrollpunkt[38] (siehe hierzu auch Kapitel 1.2.3). Im Rahmen dieser Zellzyklusunterbrechung zu Beginn der Mitosephase wird auch die PLK1 durch Kontrollpunktmediatoren wie Chk1,[39] p53[40] und BRCA1[41] inhibiert; nach abgeschlossener DNA-Reparatur ist das Enzym jedoch von essentieller Bedeutung für die Wiederaufnahme des Zyklusablaufs. Im Anschluss an eine aufgehobene DNA-Schädigung ist die intakte Funktion von PLK1 und Cdc25b eine notwendige Bedingung für die Fortsetzung der Mitose, wohingegen die Einleitung einer Zellteilung, vor der keine DNA-Schädigung aufgetreten ist, dies nicht zwingend erfordert.[42] Vermittelt wird die Wiederaufnahme des Zellzyklus', also die

1. Einleitung

Reaktivierung des Cdk1-Cyclin-B-Komplexes, über die Degradation der Wee1 nach direkter Phosphorylierung durch die PLK1, wobei für diesen Vorgang wiederum eine „Vor"-Phosphorylierung der Wee1 durch die Cdk1 entscheidend ist.[36] Die zentrale Rolle der PLK1 als Triggerkinase bei der Fortsetzung des Zellzyklus' nach DNA-Reparatur wird deutlich, wenn man berücksichtigt, dass nur PLK1-exprimierende Zellen den Zyklusablauf nach Kontrollpunktaktivierung wieder aufnehmen.[42,43]

Eine weitere Funktion der PLK1 während des Zellzyklus' ist ihre Beteiligung an der Bildung eines bipolaren Spindelapparates, da das Enzym in der G2-Phase während seiner Lokalisation am Zentrosom erheblich zu dessen Reifung und Teilung sowie zur Steuerung der Mikrotubulianordnung beiträgt. In diesem Zusammenhang ist die PLK1 an der Regulation verschiedener für die Zentrosomenreifung wichtiger Proteine beteiligt:

Für die Morphologie des Spindelapparates entscheidend ist beispielsweise die Anlagerung von γ-Tubulin an die Zentrosomen, da durch diesen Vorgang die Bündelung und Ausrichtung der mitosespezifischen Mikrotubuli ermöglicht wird.[44] Außerdem phosphoryliert PLK1 das zentrosomenassoziierte Protein NLP (Ninein-like protein), das in der Folge vom Zentrosom dissoziiert und Bindungsstellen für Struktur- und Stabilisierungsproteine freigibt, was wiederum die Anreicherung von γ-Tubulin am Zentrosom begünstigt.[45] Ein weiterer negativer Regulator der Mikrotubuliorganisation, der durch eine Interaktion mit der Plx1 beeinflusst wird, ist das Protein Op18, das an der Destabilisierung der Mikrotubuli beteiligt ist.[46] Eine förderliche Funktion für die Spindelentwicklung besitzen hingegen die Proteine TCTP,[47] Kizuna[48] sowie Asp im Zellzyklus von *D. melanogaster*.[49] Voraussetzung für die durch Kizuna ermöglichte mechanische Stabilisierung der Zentrosomen gegen die bei der Chromatidentrennung auftretenden Zugkräfte ist dessen Phosphorylierung durch die PLK1.[48] Inwiefern das humane Homologe ASPM durch die PLK1 reguliert wird, ist nicht geklärt. Darüber hinaus konnten Fin1 (*S. pombe*) bzw. NEK2 (Mensch) als funktionelle Interaktionspartner der Plo1 bzw. PLK1 identifiziert werden.[50,51] Diese Kinasen phosphorylieren vorbereitend Proteine am Zentrosom, die dann wiederum leichter als Substrate der entsprechenden PLK gebunden werden können. Im Gegensatz dazu wurde kürzlich ein inhibitorischer Einfluss der Phosphatase PP1C in Verbindung mit der regulatorischen Untereinheit MYPT1 auf die PLK1 am Zentrosom gezeigt.[52] Für den regelrechten Ablauf einer Zellteilung ist allerdings nicht nur die Assoziation und Wirkung der PLK1 am Zentrosom essentiell, sondern auch ihre spätere Lokalisation an den Kinetochoren der chromosomalen Zentromere während der Prometaphase.[53] Die Rekrutierung der PLK1 an diese Proteinstrukturen wird mit Hilfe verschiedener Interaktionspartner bewerkstelligt, die wiederum der „Vor"-Phosphorylierung für eine verbesserte Erkennung durch die PBD bedürfen. Dies geschieht im Falle der Proteine Bub1[54] und INCENP[55] durch die Cdk1, für das Zentromerenprotein PBIP1 hingegen durch die PLK1 selbst.[56] Mit Hilfe des Spindelbefestigungskontrollpunkts wird die bipolare Anheftung aller Chromosomen am Spindelapparat sichergestellt, bevor die Schwesterchromatiden getrennt und auseinander gezogen werden. Die Akkumulation der PLK1 an den Kinetochoren bewirkt eine Phosphorylierung von Kontrollpunktmediatoren wie Bub1 und BubR1, was eine Befestigung der Mikrotubuli des Spindelapparates (der sog. „K-Fasern") an den Kinetochoren begünstigt.[57,58] Weiterhin ermöglicht die PLK1 durch die Generierung des spannungsdetektierenden Phosphoepitops 3F3/2 die Anheftung der Mikrotubuli-Enden an nicht unter Spannung stehende Kinetochoren.[59]

Nach Aufhebung des Kontrollpunktsignals kann die Aktivierung des Anaphase-unterstützenden Komplexes bzw. des Cyclosoms (APC/C) erfolgen, einer Multikomponenten-Ubiquitinligase, die im Rahmen des Mitoseabschlusses eine Reihe von Proteinen für die proteasomale Degradation markiert.[60] Insbesondere der Proteinkomplex Kohäsin, der den physischen Zusammenhalt der Schwesterchromatiden bis zum Metaphase-Anaphase-Übergang gewährleistet, wird unter dem Einfluss des APC/C in Verbindung mit dem Regulationsprotein Cdc20 abgebaut.[61,62] In Wirbeltierzellen erfolgt die Kohäsindissoziation von den Chromosomenarmen zum größten Teil bereits in der Prometaphase nach Phosphorylierung der Kohäsinuntereinheit SA2 durch die PLK1.[63] Neben der Bindung an Regulationsproteine wird die Ubiquitinligaseaktivität des APC/C auch durch Phosphorylierung seiner verschiedenen Untereinheiten gesteuert; das Zusammenwirken des Cdk1-Cyclin-B-Komplexes und der PLK1 spielt für die Aktivierung des Cyclosoms eine wichtige Rolle.[64] Während der Cdk1 dabei wahrscheinlich eine essentielle Funktion zukommt, fördert die PLK1 über eine Verstärkung der Bindung von Cdc20 an den APC/C lediglich die Stabilität des Komplexes. Möglicherweise kann auch in diesem Fall das Konzept der „Vor"-Phosphorylierung durch die Cdk1 als vorbereitender Schritt für die PLK1-Wirkung erklärend herangezogen werden, da für die APC/C-Untereinheiten APC1(Tsg24),

1. Einleitung

APC5 und Cdc23 eine Aktivierung durch die additive Phosphorylierung beider Kinasen nachgewiesen wurde.[65] Eine weitere wichtige Funktion der PLK1 wurde unlängst bei der Untersuchung der Regulation der APC/C-Aktivierung aufgedeckt: während der Interphase wird der APC/C durch die Bindung von Cdc20 an das Protein Emi1 inaktiv gehalten, damit sich die mitotischen Cycline A und B zu Beginn der M-Phase anreichern können. Damit Emi1 im Rahmen des Mitoseablaufs zeitgerecht degradiert werden kann, ist neben der Phosphorylierung des Proteins durch die Cdk1 die Kinaseaktivität der PLK1 notwendig.[66]

Als wichtiges mitotisches Enzym unterliegt die PLK1 selbst der Regulation durch den APC/C mittels einer ubiquitinabhängigen Degradation. Die Verbindung des APC/C mit dem Regulationsprotein Cdh1, die von der PLK1 besonders gefördert wird, bewirkt neben der Proteolyse der PLK1 nach Ubiquitinierung ihrer D-Box den proteasomalen Abbau weiterer mitotischer Enzyme wie z. B. der Aurorakinasen.[67] Die Degradation von Cyclin B durch den APC/C mit konsekutiver Inaktivierung der Cdk1 stellt eine notwendige Bedingung für die Einleitung der Zytokinese, also der physischen Trennung der beiden Tochterzellen, dar, da Chromosomenteilung und Mitoseabschluss durch die Cdk1-Aktivität inhibiert werden.[68] Eine wichtige Voraussetzung für die Initiierung der Zytokinese ist die Ausbildung des sogenannten Spindelzentrums in der Äquatorialebene der Mutterzelle. Hierbei werden an die sich überlappenden antiparallelen Mikrotubuli-Enden des Spindelapparates regulatorische Proteine wie Zentralspindelin, ein Komplex aus dem mitotischen Kinesin Mklp1 und dem RhoGAP-Protein HsCyk-4, angelagert[69,70] und die Entstehung eines zellmembranständigen kontraktilen Ringes und damit die Einkerbung der zentralen Teilungsfurche stimuliert.[68] Die Aktivierung des Netzwerkes aus Aktin und Myosin im kontraktilen Ring durch die GTPase RhoA erfordert die Bindung des Rho-Guanin-Nukleotid-Austauschfaktors (RhoGEF) Ect2 an die HsCyk-4-Untereinheit von Zentralspindelin.[71] Für die Bildung dieses Komplexes am peripheren Spindelzentrum ist die Lokalisation und Aktivität der PLK1 in der Nähe der genannten Strukturen während des Übergangs von der Meta- zur Anaphase unentbehrlich.[72] Die Translokation der PLK1 zum Spindelzentrum beruht wahrscheinlich auf unterschiedlichen molekularen Interaktionen: zum einen spielt in diesem Zusammenhang offensichtlich das Andocken der PLK1 an das am Spindelzentrum befindliche mikrotubulibündelnde Protein Prc1 eine Rolle,[73] zum anderen konnten das Kinesin Mklp2[74] und NudC,[75] eine Komponente des Dynactinkomplexes, als Bindungspartner der PLK1 am Spindelapparat identifiziert werden. Die Phosphorylierung der genannten Proteine bewirkt die Entstehung von PBD-Bindungsstellen und ist somit wiederum als „Vor"-Phosphorylierung für eine verbesserte Substraterkennung durch die PLK1 zu verstehen, die im Falle von Prc1 und Mklp2 durch die PLK1 selbst erfolgt.[73,74] Interessant ist in diesem Zusammenhang, dass gerade Mklp2 hinsichtlich seiner Mikrotubulibündelungskapazität erst nach Abbau und damit Inaktivierung der PLK1 eine deutliche Aktivitätssteigerung erkennen lässt.[74] Darüber hinaus konnte eine Beteiligung der PLK1 an der Fragmentierung des Golgi-Apparates während der Zellteilung durch Phosphorylierung der Golgi-Apparat-assoziierten Proteine GRASP65[76] und Nir2[77] festgestellt werden. Für die Translokation der PLK1 an das Spindelzentrum scheint neben den oben genannten Proteininteraktionen auch die Bindung an Nir2 nach „Vor"-Phosphorylierung durch die Cdk1 eine Rolle zu spielen.[77]

Weiterhin wurden als Interaktionspartner bzw. Substrate der PLK1 die Peptidyl-Prolyl-Isomerase Pin1,[78] Cep55, eine Komponente des Zentriols,[79] sowie das Proteasom[80] identifiziert; die endgültige funktionelle Bedeutung dieser Wechselwirkungen bleibt allerdings zu klären.

1.2.3 Funktionen der PLK3 (Fnk/Prk)

Die Funktionen der PLK3 wurden bislang weniger ausgiebig untersucht als die der PLK1; ihre Rolle innerhalb des Zellzyklus', aber auch in postmitotischen Zellen wird daher in der gegenwärtigen Forschungsliteratur noch kontrovers diskutiert.

In frühen Studien fanden sich, ähnlich wie für die PLK1, Hinweise auf eine funktionelle Relevanz der PLK3 während der Mitosephase. Beschrieben wurden in diesem Zusammenhang eine Interaktion mit Cdc25a,[81] b und c zu Beginn der Mitose,[82,83] eine Beteiligung an der Fragmentierung des Golgi-Apparates[84,85] und am Ablauf der Zytokinese[86] sowie eine Regulation der Mikrotubulianordnung und Zentrosomenfunktion[87] durch die PLK3. In einer anderen Untersuchung ließ sich allerdings der Nachweis endogener PLK3 am Zentrosom, an den Mikrotubuli der mitotischen Spindel sowie am Golgi-Apparat nicht reproduzieren; stattdessen wurde eine nukleoläre Lokalisation des Enzyms postuliert.[88] Weiterhin fand diese Studie im Gegensatz zu frühe-

1. Einleitung

ren Untersuchungen[89,90] eine zellzyklusabhängige Regulation des PLK3-Proteinlevels mit Höhepunkt der Expression am Ende der G1-Phase, dem Zeitpunkt der höchsten zellulären Konzentration der mitotischen Cycline E und D. Da nach Depletion der PLK3 in Zellen mit synchronisiertem Zyklus eine Unterbrechung des Zellzyklus' am Ende der G1-Phase auftrat bzw. asynchrone, PLK3-depletierte Zellen nach Teilung größtenteils in die G0-Phase übergingen, nimmt man eine zentrale Rolle des Enzyms bei der Einleitung der S-Phase nach Zellzyklusunterbrechung und in einem kontinuierlichen Zellzyklus an.[91] Unterstützt wird diese Überlegung durch die Feststellung einer herabgesetzten Konzentration des Cyclin-E-Proteins in PLK3-depletierten Zellen, zumal für Cyclin E im Mausmodell eine essentielle Funktion bei der Wiederaufnahme des Zellzyklus nach Unterbrechung gezeigt werden konnte.[92] Da Cdc25a, das ebenfalls ein Substrat der PLK3 darstellt,[81] u. a. eine aktivierende Dephosphorylierung des Cdk2-Cyclin-E-Komplexes bewirkt, geht man von einem gemeinsamen Signalweg von PLK3 und Cdc25a bei der Regulation der Cyclin-E-Funktion am Übergang von der G1- zur S-Phase aus.[91]

Darüber hinaus konnte eine Beteiligung der PLK3 an der Zellzyklusunterbrechung in Folge einer DNA-Schädigung bzw. nach genotoxischem Stress nachgewiesen werden. Als zelluläre Antwort auf Noxen wie ionisierende Strahlung, Methylmethansulfonat (MMS) oder oxidativen bzw. hypoxischen Stress wird die Fortsetzung des Zyklusablaufs bis zum fehlerfreien Abschluss kritischer Prozesse durch spezielle Kontrollmechanismen (sog. Kontrollpunkte) blockiert, um die Zelle vor genetischer Instabilität zu schützen.[90,93,94] Im Rahmen der Signaltransduktion aktiviert hierbei ATM (ataxia telangiectasia mutated) die Kontrollpunktkinasen Chk1 und 2 sowie die PLK3, die wiederum durch Phosphorylierung des Tumorsuppressors p53 an Ser-20[93] und der Kinasen Myt1 und Wee1 eine Aktivitätssteigerung dieser Enzyme bewirkt.[25] Durch eine zusätzliche Inhibition der PLK1 sowie Degradation von Cdc25a bzw. Bindung von Cdc25c an zytoplasmatische 14-3-3-Proteine nach Phosphorylierung und nukleärem Ausschluss der Phosphatasen erfolgt die Blockade des Mitoseeintritts der Zelle.[25] Allerdings wird im Falle eines nicht unterbrochenen Zellzyklus' auch eine PLK3-vermittelte Lösung von Cdc25 von den 14-3-3-Proteinen durch Bindung der Phosphatase an Cyclin B diskutiert.[81] Weiterhin konnten eine unterstützende „Vor"-Phosphorylierung der Chk2 für ATM[95] und eine Aktivierung des Reparaturenzyms DNA-

Polymerase δ nach Phosphorylierung seiner Untereinheit p125 durch die PLK3[93] sowie Interaktionen mit der Proteinphosphatase 1α, dem aktinbindenden Adhäsionsmolekül Tensin2[96] und dem calcium- und integrinbindenden Protein (CIB) gezeigt werden.[97]

In postmitotischen Neuronen wurde zudem eine regulatorische Funktion der aktivitätsinduzierbaren PLK3 und PLK2 im Rahmen der hippocampalen homöostatischen Plastizität nach erhöhter synaptischer Aktivität (z. B. Langzeitpotenzierung) nachgewiesen.[98,99]

1.2.4 Rolle der PLK bei der Onkogenese

Im Rahmen der Onkogenese kommt es zu einem Ungleichgewicht zwischen Proliferation und Differenzierung mit Überwiegen proliferationsstimulierender Signale. Dass eine Überexpression von PLK1 nicht nur Folge einer gesteigerten Proliferation nach onkogener Transformation eines Gewebes ist, sondern ursächlich zur Entstehung bzw. zum gesteigerten Wachstum von Tumoren beiträgt, konnten Smith et al. 1997 zeigen.[100] In dieser Studie ließ sich nach Überexpression muriner Plk1 in NIH3T3-Zellen die Entstehung onkogener Foci bzw. eine Tumorentwicklung in Nacktmäusen feststellen.

Der proliferationsanregende Effekt der PLK1 beruht auf einer Förderung von Signalwegen, die den Eintritt der Zelle in die Mitose und deren Durchführung begünstigen. Eine Deregulation der PLK1-Aktivität verursacht die Bildung von aberranten Zentrosomen und Mitosespindelpolen. Da die Zentrosomenreifung für die Zusammenlagerung mitotischer Mikrotubuli im Rahmen der Spindelformation essentiell ist, kann eine abnorme Zentrosomenorganisation mit veränderter Größe und Anzahl der Zentrosomen zu Aneuploidie und genetischer Instabilität als typischen Merkmalen der Tumorentstehung führen.[101] Während des Vorgangs der Zytokinese kann die Deregulation der PLK1, z. B. durch Überexpression[102] oder PLK1-Antikörper[44] in HeLa-Zellen eine Mehrkernigkeit hervorrufen. Die abnorme PLK1-Funktion führte in diesen experimentellen Ansätzen zu aneuploiden oder polyploiden Phänotypen.

Von besonderer Bedeutung für die Prävention onkogener Transformationen sind die molekularen Interaktionen der PLK1 mit den Tumorsuppressoren BRCA1 und RB, die eine Herunterregulation der PLK1 bewirken, sowie BRCA2, dessen Interaktionsmuster mit anderen Proteinen vor dem Mitoseeintritt wahrscheinlich nach Phosphorylierung durch die

1. Einleitung

PLK1 verändert wird. In diesem Zusammenhang ist auch die Wechselwirkung der PLK1 mit dem DNA-Schadenskontrollpunktmediator Chk1 zu nennen, aus der nach Kontrollpunktaktivierung im Regelfall eine Hemmung der PLK1 resultiert.[101] Bei Expression hyperaktiver PLK1 in U2OS-Zellen konnte allerdings nach DNA-Schädigung ein Überschreiben des DNA-Schadenskontrollpunkts mit Aufhebung des G2-Blocks[39] und folgender genetischer Instabilität beobachtet werden. Darüber hinaus wurde in Säugerzellkulturen gezeigt, dass PLK1 an den Tumorsuppressor p53 bindet und auf diese Weise dessen Transkriptionsfunktion und proapoptotische Aktivität hemmt, während bei vermindertem PLK1-mRNA- und -Proteinlevel eine Stabilisierung von p53 erfolgt. Für diese Interaktion sind die sequenzspezifische DNA-Bindungsregion von p53 sowie die Kinaseaktivität der PLK1 erforderlich.[103]

Wichtig für das Verständnis der Funktionsweise der PLK1 bei der Tumorentstehung ist überdies die Kenntnis der Promoterregion und der Transkriptionsfaktoren, die die Expression des *plk1*-Gens steuern. Da in Abhängigkeit vom Zellzyklus unterschiedliche PLK1-mRNA-Level exprimiert werden, erscheint eine transkriptionale Regulation der PLK1 plausibler als eine posttranslationale. Bisher konnte gezeigt werden, dass die für die Aktivierung des humanen *plk1*-Promoters verantwortlichen regulatorischen Regionen eine Sp1-Bindungsstelle und eine CCAAT-Box enthalten, an die der Transkriptionsfaktor NF-Y bindet. Es bleibt allerdings zu klären, ob NF-Y und/oder Sp1 den plk1-Promoter in Tumorzellen transaktivieren.[104]

Die Rolle der PLK3 bei der Entstehung maligner Tumoren wird derzeit noch kontrovers diskutiert. Da bei reduzierter PLK3-Funktion ein durch genotoxischen Stress hervorgerufener Proliferationsarrest aufgehoben wird[20] und die Expression ektoper PLK3 in humanen Zelllinien eine Zellzyklusunterbrechung mit anschließender Apoptose und Hemmung des Zellwachstums induziert,[86] vermuten einige Autoren, dass *plk3* als Wachstums- bzw. Tumorsuppressorgen fungiert.[105] Wie bereits an anderer Stelle ausgeführt (siehe Kapitel 1.2.3), interagiert PLK3 mit den DNA-Schadenskontrollpunktmediatoren p53, Chk2 und ATM. In diesem Zusammenhang wurden nach Phosphorylierung durch PLK3 eine Stabilisierung von p53 und eine partielle Aktivierung von Chk2 beschrieben.[93]

Weiterhin ließ sich nach Einwirkung von Doxycyclin-induzierten Superoxiden in Zellkulturen eine Steigerung der PLK3-Expression nachweisen, die in Abhängigkeit vom Transkriptionsfaktor NF-κB in Verbindung mit dessen regulatorischer Untereinheit RelA (p65) auftrat. Durch die Aktivitätssteigerung der PLK3 konnte sowohl eine von p53 abhängige und als auch unabhängige proapoptotische Antwort auf erhöhte Superoxidkonzentrationen beobachtet werden.[106]

Aus diesen Beobachtungen ergibt sich eine Beteiligung der PLK3 am Erhalt der genetischen Stabilität einer Zelle nach DNA-Schädigung bzw. an der proapoptotischen Antwort der Zelle auf irreversible Schädigungen. Bezüglich des funktionellen Einflusses des Enzyms auf die onkogene Transformation von Geweben kann allerdings noch keine endgültige Aussage getroffen werden, da zur Expression der PLK3 in verschiedenen Tumorgeweben variierende Forschungsergebnisse vorliegen, die einerseits eine herunterregulierte mRNA-Expression der PLK3 in Karzinomen von Lunge,[107] Uterus und Harnblase[103] sowie Plattenepithelkarzinomen von Kopf und Hals,[108] aber auch chemisch induzierten Kolonkarzinomen bei Ratten[109] zeigten, wohingegen dies in humanen Hepatoblastomen und Magenkarzinomen z. T. nicht festgestellt werden konnte.[103] Andererseits ließ sich das PLK3-Protein in Ovarial-[110] und Mammakarzinomen[111] im Gegensatz zu den entsprechenden Normalgeweben verstärkt detektieren. Diese Diskrepanz der Expressionsergebnisse könnte auf unterschiedliche zugrundeliegende Regulationsmechanismen des Enzyms hinweisen.

Zusammenfassend lässt sich festhalten, dass ein proliferationsstimulierender Effekt einer verstärkten PLK1-Funktion mehrfach belegt werden konnte, wohingegen der PLK3 im regelrechten Zellzyklus eine eher antiproliferative Rolle zugesprochen wird. Zur Beurteilung der funktionellen Hintergründe der PLK3-Expression in Tumoren sind allerdings weitere klärende Untersuchungen notwendig.

2 Zielsetzung

Die Ansprechraten fortgeschrittener bzw. fernmetastasierter Magenkarzinome auf eine Standardchemotherapie bzw. auf eine Radiotherapie sind gering, so dass bei operativ nicht vollständig resezierbaren Tumoren eine kurative Therapie derzeit kaum möglich ist. Da auch neoadjuvante Radiochemotherapieansätze nur geringe prognostische Vorteile bringen, ist eine Suche nach neuen Zielmolekülen für moderne chemotherapeutische Ansätze erforderlich. Darüber hinaus lässt sich der zu erwartende Krankheitsverlauf bei Patienten mit Magenkarzinomen unter Berücksichtigung konventioneller Prognosemarker häufig nur unpräzise einschätzen, so dass Bedarf nach zusätzlichen molekularen Prognosefaktoren besteht, die eine weitergehende Stratifizierung der Patienten nach dem Progressionsrisiko ermöglichen.

Sinnvollerweise konzentrieren sich diesbezügliche Forschungsansätze auf Proteine, die durch eine zentrale Einbindung in bestimmte Regelkreisläufe mit der malignen Transformation von Zellen in Verbindung gebracht werden. Besondere Aufmerksamkeit gilt hierbei Proteinen, die in die Regulation von Proliferation, Apoptose, Adhäsivität, Migration, Invasion und Chemoresistenz von Tumorzellen eingreifen.

Die Polo-like-Kinasen als zentrale Regulatoren des Zellzyklusablaufs sind in diesem Zusammenhang von großem Interesse. Zahlreiche funktionelle Arbeiten zeigten bereits die herausragende Bedeutung dieser Proteine bei der Zellzyklusregulation sowie eine Wachstumshemmung von Tumorzellen durch das Ausschalten der PLK1 *in vitro*. Um jedoch eine Aussage darüber treffen zu können, ob sich diese Proteinkinasen tatsächlich als Zielstrukturen neuer chemotherapeutischer Ansätze im Magenkarzinom eignen, ist die Kenntnis der Proteinexpression *in vivo* zwingende Voraussetzung. Eine derartige Untersuchung könnte eine partielle Übertragung funktioneller *in vitro*-Daten auf die tatsächliche *in vivo*-Situation ermöglichen.

In der vorliegenden Arbeit sollte die Expression der PLK1 und 3 im paraffineingebetteten Tumorgewebe und den zugehörigen Lymphknoten-

2. Zielsetzung

metastasen einer großen Kohorte von Patienten mit primärem Magenadenokarzinom sowie die PLK1-Expression in einer Magenkarzinomzelllinie und in kryokonservierten Magengewebsproben untersucht werden. Anschließend sollten die gewonnenen Expressionsdaten von PLK1 und 3 auf ihre Übereinstimmung im Primärtumor und in den zugehörigen Lymphknotenmetastasen hin überprüft werden. Des Weiteren bestand das Ziel der Untersuchung darin, die Expressionsdaten der PLK1 und der PLK3 mit klinisch-pathologischen Parametern sowie miteinander zu korrelieren. Darüber hinaus sollte der Zusammenhang zwischen PLK1- und 3-Expression im Tumorgewebe und der Überlebensdauer der am Magenkarzinom erkrankten Patienten untersucht werden.

Zusammenfassend bestand das Gesamtziel der vorliegenden Arbeit darin, ein umfassendes Bild des Expressionsmusters dieser Isoenzyme im humanen Magenadenokarzinom herauszuarbeiten.

3 Material und Methoden

3.1 Patientenkollektiv und Verteilung der klinisch-pathologischen Parameter

Im Rahmen der vorliegenden Arbeit wurden aus dem Archiv des Instituts für Pathologie der Charité-Universitätsmedizin Berlin zunächst 217 mittels partieller oder vollständiger Gastrektomie behandelte Patienten ausgewählt, bei denen im Zeitraum von 1995 bis 2002 die Diagnose eines primären Magenkarzinoms gestellt worden war.

Aus dieser Gruppe wurden alle Patienten ausgeschlossen, die präoperativ vorbehandelte oder rezidivierte Magenkarzinome bzw. bekannte Zweitmalignome aufwiesen. Alle Patienten, deren Tumoren histologisch nicht einem reinen Adenokarzinom entsprachen, wurden ebenfalls nicht berücksichtigt. Weiterhin wurden Patienten, deren Wohnsitz nicht in Berlin oder dessen Umland lag, nicht einbezogen, da für diese Patienten keine Nachbeobachtungsdaten vorlagen. In die finale Studienkohorte eingeschlossen werden konnten somit 135 Patienten. Eine postoperative adjuvante chemotherapeutische Behandlung der Patienten erfolgte stadienabhängig nach den seinerzeit geltenden Richtlinien.[9]

Die Verteilung der klinisch-pathologischen Parameter im Patientenkollektiv zeigt Tabelle 3.1. Die Altersspanne der 135 Patienten erstreckte sich von 25 bis 93 Jahren, das durchschnittliche Alter bei Diagnosestellung lag bei 63,4 Jahren.

Die Karzinome dieses Patientenkollektivs zeigen hinsichtlich der Verteilung der Tumorstadien, der befallenen Lymphknoten, der Differenzierungsgrade sowie der histologischen Subtypen ähnliche Häufigkeiten wie in epidemiologischen Studien deutscher Krebsregister.

3. Material und Methoden

Tabelle 3.1: Verteilung der klinisch-pathologischen Parameter im Patientenkollektiv

Parameter	Anzahl der Patienten	
	n	%
Gesamtanzahl der Patienten	135	100,0
Alter zum Diagnosezeitpunkt		
≤65 Jahre	74	54,8
>65 Jahre	61	45,2
Tumorstadium		
pT1	8	5,9
pT2	64	47,4
pT3	49	36,3
pT4	14	10,4
Lymphknotenstatus		
pN0	31	23,0
pN1	51	37,8
pN2	37	27,4
pN3	16	11,8
Metastasenstatus		
M0	122	90,4
M1	13	9,6
Differenzierungsgrad		
G1	3	2,2
G2	36	26,7
G3	96	71,1
Wachstumsmuster nach Laurén		
Intestinal	74	54,8
Gemischt	8	5,9
Diffus	53	39,3
Lymphgefäßinvasion		
L0	73	54,1
L1	62	45,9
Blutgefäßinvasion		
V0	114	84,4
V1	21	15,6

3.2 Methoden

3.2.1 Histopathologische Aufarbeitung und Untersuchung der Gewebeproben

Die Diagnosesicherung sowie die Festlegung des Tumorstadiums für die vorliegenden Tumoren erfolgte standardisiert an Hämatoxylin-Eosin-gefärbten Paraffinschnitten. Hierzu wurden das Magengewebe und die zugehörigen Lymphknoten zunächst im Rahmen der Routineaufarbeitung pathologischer Präparate in 4%igem Formaldehyd fixiert und in Paraffin eingebettet.

Anschließend wurden 5 μm dicke Schnitte angefertigt und in der HE-Färbung beurteilt. Die Festlegung des Tumorstadiums und -differenzierungsgrades erfolgte nach Maßgabe der UICC[14] bzw. der WHO.[12] Bei den als pN0 klassifizierten Karzinomen wurden in der Regel mindestens 15 Lymphknoten untersucht. Zusätzlich erfolgte für alle Tumoren in Anlehnung an die Klassifikation nach Laurén eine Einteilung in Karzinome vom intestinalen Typ mit vorwiegend glandulärem und solidem Wachstum, vom diffusen Typ mit vorwiegend einzelzellig dispersem bzw. siegelringzelligem Wachstum sowie in Karzinome vom Mischtyp.[13] Die Invasion der Tumoren in Lymph- bzw. Blutgefäße wurde in konventionellen HE-Präparaten ohne zusätzliche Immunhistochemie beurteilt.

Nach Auswahl repräsentativer Gewebsblöcke der zur Expressionsanalyse geeigneten Tumorgewebsproben aus dem Archiv der Charité wurden für die sich anschließende immunhistochemische Untersuchung Leerparaffinschnitte in ausreichender Anzahl angefertigt.

Darüber hinaus sollten mit Hilfe von Immunoblotanalysen die immunhistochemisch gewonnenen PLK-Expressionsergebnisse überprüft werden. Hierzu wurden insgesamt 49 Gewebsproben von Magenkarzinomen und Normalgewebe des Magens, die von einem erfahrenen Pathologen im Schnellschnittlabor unmittelbar postoperativ in flüssigem Stickstoff asserviert worden waren, wie in Kapitel 3.2.5 bis 3.2.7 beschrieben aufgearbeitet, um die grundsätzliche Eignung von auf diesem Wege gewonnenen Gewebsproben für molekularbiologische Analysen zu untersuchen.

Zusätzlich wurde von jedem verwendeten Gewebsblock ein HE-Schnittpräparat angefertigt, um die Gewebsqualität und die korrekte pathologisch-anatomische Zuordnung von normaler Schleimhaut und Tumor zu

3. Material und Methoden

gewährleisten. Nach der lichtmikroskopischen Gewebsuntersuchung erwiesen sich 40 Fälle (17 Proben normaler Magenschleimhaut und 23 Magenkarzinome) als zur primären Analyse geeignet. Davon handelte es sich in 9 Fällen um Probenpaare aus normaler Magenschleimhaut und Magenkarzinomgewebe.

3.2.2 Immunhistochemie

Der immunhistochemische Nachweis der PLK-Isoenzyme in den Paraffinschnitten von Magentumoren bzw. von entsprechenden Lymphknoten wurde mit Hilfe monoklonaler Maus-Antikörper gegen menschliches PLK1- und PLK3-Protein durchgeführt. Zu diesem Zweck wurden die Schnitte zunächst dreimal für jeweils drei Minuten in Xylol sowie in absteigender Ethanolreihe (jeweils zweimal fünf Minuten in 100%igem und in 96%igem sowie jeweils einmal fünf Minuten in 80%igem und in 70%igem Ethanol) entparaffinisiert und anschließend in Aqua dest. gewaschen. Um die relevanten Antigen-Epitope für den jeweiligen Antikörper besser zugänglich zu machen, erfolgte nun das Erhitzen der Gewebsschnitte im mäßig sauren Milieu des Citratpuffers mit einem pH-Wert von 6 während eines fünfminütigen Kochvorganges bei Überdruck im Schnellkochtopf. Im Anschluss daran wurden die Schnitte in TRIS-Pufferlösung gewaschen, mit einem Proteinblocker zehn Minuten lang vorbehandelt und mit dem Primärantikörper in einer Verdünnung von 1:500 (PLK1 und PLK3) in Antikörper-Verdünnungslösung über Nacht bei 4 °C inkubiert.

Am nächsten Tag erfolgte nach mehrmaligem Waschen mit TBS und Tween die Inkubation der Gewebsschnitte mit dem gegen Maus-IgG gerichteten, an Biotin gekoppelten Ziegen-Sekundärantikörper sowie der an Streptavidin gekoppelten alkalischen Phosphatase für jeweils 20 Minuten bei Raumtemperatur zur Detektion des gebundenen Primärantikörpers im Gewebe. Bei der nun folgenden farblichen Markierung der gebundenen Antikörper kam das „Fast red"-System mit Naphthol zur Anwendung. Zur besseren Erkennbarkeit der Gewebsstrukturen wurden die Schnitte anschließend 20 Sekunden in einer Hämalaunlösung nach Mayer gegengefärbt. Bis zum endgültigen Eindecken mit Aquatex verblieben die Proben in Aqua dest.

3.2.3 Evaluation und Quantifizierung der immunhistochemischen Färbung

Die Evaluation der immunhistochemischen Färbung in den Gewebsschnitten wurde semiquantitativ unter Anwendung eines Immunreaktivitätsscores (IRS) durchgeführt. Hierbei wurde zum einen die Intensität der Färbung, zum anderen der prozentuale Anteil angefärbter Zellen beurteilt (Tabelle 3.2). Die Multiplikation der Punktwerte dieser beiden Variablen ergab jeweils einen IRS-Wert zwischen 0 und 12. Zur Klassifikation der Färbung für die statistische Analyse erfolgte eine Einteilung der Fälle nach dem IRS, wobei Werte von 0 bis 6 als „negativ" und 7 bis 12 als „positiv" gewertet wurden.

Tabelle 3.2: Quantifizierung der immunhistochemischen Färbung

Intensität der Färbung	Punktwert	Prozentualer Anteil angefärbter Zellen	Punktwert
negativ	0	0%	0
schwach	1	<10%	1
mäßig	2	10-50%	2
stark	3	51-80%	3
		>80%	4

3.2.4 Kultivierung von Tumorzellen

Die Kultivierung der humanen Magenkarzinomzelllinie EPG85-257[112] erfolgte in sterilen Zellkulturflaschen (150 cm^3) im Kulturmedium L-15 unter konstanten Bedingungen (37 °C, wassergesättigte Atmosphäre mit einem Volumenanteil von 5% CO_2); ein Austausch des Kulturmediums fand im Abstand von drei bis vier Tagen statt. Die Arbeiten mit der Zelllinie wurden allesamt in steriler Umgebung (Zellkulturwerkbank) mit Hilfe steriler Materialien und Lösungen durchgeführt.

Wenn die Zellen unter lichtmikroskopischer Beurteilung eine Konfluenz von etwa 80% aufwiesen, erfolgte eine Passagierung mit Trypsin. Hierzu wurde zunächst das Kulturmedium aus der Zellkulturflasche abgesaugt. Anschließend erfolgte die Zugabe von 3 ml Trypsin durch einen

3. Material und Methoden

sterilen Filter zur Spülung der Flasche. Nach erneutem Absaugen und Verteilen weiterer 2 ml Trypsin über die bewachsene Fläche der Zellkulturflasche fand die Inkubation im Brutschrank bei 37 °C bis zur vollständigen Ablösung des Zellrasens von der Flaschenwand statt. Der Fortschritt dieses Prozesses wurde unter lichtmikroskopischer Kontrolle verfolgt. Nun wurde die enzymatische Reaktion durch Zugabe von 3 ml Medium abgestoppt, die entstandene Zellsuspension zur Vereinzelung der Zellen mehrmals in einer Pipette aufgezogen und bis auf 0,5 ml aus der Flasche entfernt. Abschließend erfolgte die Zugabe von 10 ml Kulturmedium zur verbleibenden Suspension.

Sämtliche Versuche wurden innerhalb der ersten zehn Passagen durchgeführt.

3.2.5 Proteinisolierung

Die Isolierung von Proteinen erfolgte sowohl aus den oben genannten kultivierten menschlichen Magenkarzinomzellen[112] als auch aus humanem Normal- und Tumorgewebe des Magens, das in der Schnellschnittdiagnostik kryokonserviert worden war.

Im ersten Fall wurde die bei der Passagierung gewonnene Zellsuspension je nach Bedarf mit Medium verdünnt und gleichmäßig in 3 cm durchmessende Petrischalen ausgesät. Nach der Zugabe von jeweils 1 ml Medium erfolgte die Inkubation im Brutschrank für zwei bis drei Tage. Bei Vorliegen ausreichend starker Konfluenz wurde das Medium abgesaugt und eine Spülung mit je 1 ml PBS durchgeführt. Nun erfolgte die Behandlung der Zellen mit jeweils 100 µl des Proteinlysispuffers für fünf Minuten auf Eis. Nach Homogenisierung des Lysats mit einem Zellschaber und Überführung in ein 1,5 ml-Eppendorfgefäß wurde eine mechanische Degradierung durch mehrmaliges Aufziehen in einer Insulinspritze vorgenommen. Abschließend erfolgte die Zentrifugation der Proben bei 4 °C für 15 Minuten mit 14000 U/min. Der Überstand wurde abpipettiert und bei -20 °C aufbewahrt.

Bei der Proteinisolierung aus tiefgefrorenem Gewebe erfolgte die Zugabe von jeweils 200 µl Proteinlysispuffer in die 2 ml-Eppendorfgefäße mit den entsprechenden Proben. Anschließend wurde das Gewebe mit Hilfe eines Vortexers in Lösung gebracht und das Lysat mit einem Mini-Stößel homogenisiert. Die weitere Behandlung (mechanische Degradierung, Zentrifugierung, Aufbewahrung) erfolgte analog zum oben beschriebenen Verfahren. Hierbei wurde ebenfalls durchgängig auf Eis gearbeitet.

3.2.6 Proteinkonzentrationsbestimmung

Die Bestimmung der Proteinkonzentration erfolgte mit Hilfe des BCA-Kits von Pierce. Hierbei werden Cu^{2+}-Ionen durch Proteine im alkalischen Milieu zu Cu^{+}-Ionen reduziert (Biuret-Prinzip). Diese reagieren mit Bicinchoninsäure (BCA) zu einem farbigen Komplex, dessen Extinktion bei 562 nm eine Bestimmung der Proteinkonzentration mit einem ELISA-Reader möglich macht.

Gemäß den Vorgaben des Herstellers wurde zunächst eine Standardkonzentrationsreihe aus BSA sowie ein Reagenzgemisch aus BCA-Lösung (Reagenz A) und alkalischer Kupfersulfatlösung (Reagenz B) im Verhältnis 50:1 in erforderlicher Menge hergestellt. Anschließend wurden Proben und Standardreihe mit dem Reagenzgemisch für 60 Minuten bei 37 °C inkubiert. Anhand der den jeweiligen Standardkonzentrationen entsprechenden Extinktionen ließ sich eine Eichkurve ermitteln, mit deren Hilfe die Proteinkonzentrationen der Proben berechnet werden konnten.

3.2.7 Western Blot

Die Auftrennung der aus kultivierten Tumorzellen sowie aus tiefgefrorenem Tumor- bzw. Normalgewebe isolierten Proteine erfolgte mittels Elektrophorese. Vor der Durchführung der Western Blots wurde die jeweilige Probenmenge in Abhängigkeit von ihrer Proteinkonzentration mit gefärbtem Proteinlysispuffer auf 20 µl aufgefüllt, um dann für zehn Minuten einer heißen Lyse bei 95 °C unterzogen zu werden.

Danach wurden die Proteine gemeinsam mit einem Marker in einem 10% SDS-Polyacrylamidgel bei 100 V für zwei Stunden elektrophoretisch aufgetrennt. Anschließend erfolgte das Blotten, bei dem die Proteine im Semi-Dry-Verfahren mit Hilfe eines Transferpuffers bei einer Stromstärke von 100 mA für 90 Minuten vom Gel auf eine Nitrozellulosemembran übertragen wurden. Um unspezifische Bindungsstellen zu blockieren, wurde Blockingpuffer zugegeben und für 30 Minuten bei Raumtemperatur auf der Membran belassen.

3. Material und Methoden

Nach Verdünnung der monoklonalen Primärantikörper gegen PLK1 bzw. PLK3 mit Blockingpuffer im Verhältnis 1:500 sowie des anti-β-Aktin-Antikörpers im Verhältnis 1:3000 erfolgte eine Inkubation der Membran mit der Antikörper-Pufferlösung bei 4 °C über Nacht. Der Nachweis von β-Aktin diente hierbei als Positivkontrolle. Am folgenden Tag wurde der Blot dreimal für 15 Minuten mit Waschpuffer gewaschen und anschließend mit einem Sekundärantikörper (mit alkalischer Phosphatase konjugierter Ziege-gegen-Maus-Antikörper) in einer Verdünnung von 1:5000 im Blockingpuffer für 45 Minuten bei Raumtemperatur inkubiert. Nun wurde die Membran erneut dreimal für 15 Minuten mit Waschpuffer sowie zweimal für zwei Minuten mit Assaypuffer gewaschen.

Die nunmehr auf der Membran gebundenen Antikörper konnten anschließend mit einem CSPD-Chemolumineszenzsystem detektiert werden, indem die Membran für fünf Minuten mit 2 ml des CSPD-Reagenz sowie 100 µl Nitro-Block getränkt wurde. Nach Einschweißen der Membran in Klarsichtfolie und Verschluss in einer Filmkassette zusammen mit einem Hyperfilm erfolgte die Belichtung über einen Zeitraum von 30 bis 60 Minuten. Abschließend wurde der Film entwickelt und fixiert.

3.2.8 Immunfluoreszenz

Neben dem semiquantitativen immunhistochemischen Nachweis der PLK-Isoenzyme in Paraffinschnitten von Magenkarzinomen und Lymphknoten wurde eine indirekte Immunfluoreszenzfärbung der kultivierten Magenkarzinomzellen am Monolayer zur qualitativen Darstellung von PLK1- und PLK3-Protein durchgeführt.

Vorbereitend wurde bei der Passagierung gewonnene Zellsuspension je nach Bedarf mit Medium verdünnt und in die vier Kammern eines Labtek-Objektträgers ausgesät. Nach der Zugabe von jeweils 1 ml Medium pro Kammer erfolgte die Inkubation im Brutschrank für ca. 24 Stunden. Sobald sich ein Zellrasen von mäßiger Dichte auf dem Objektträger gebildet hatte, wurde das Medium abgesaugt und eine Spülung mit je 1 ml PBS pro Kammer durchgeführt. Anschließend erfolgte die Fixierung der Zellen mit 500 µl Methanol pro Kammer für 20 Minuten bei -20 °C. Nach Absaugen des Methanols wurde erneut zweimal mit 1 ml PBS pro Kammer gespült. Vor der Applikation der entsprechenden Antikörper wurden zunächst in jede Kammer 500 µl einer Blockierungslösung, be-

stehend aus PBS mit 5% BSA sowie 1% NSS, eingebracht und für eine Stunde bei Raumtemperatur auf dem Objektträger belassen. Im Anschluss an das Absaugen der Blockierungslösung erfolgte die Inkubation bei Raumtemperatur mit dem Primärantikörper gegen PLK1 bzw. PLK3 in einer Verdünnung von 1:500. Hierbei wurden pro Kammer 400 µl PBS mit 1% BSA und entsprechender Antikörpermenge appliziert und der Objektträger nach Ablauf einer Stunde dreimalig mit PBS gewaschen.
Die nächsten Arbeitsschritte erfolgten in abgedunkelter Umgebung. Zunächst wurden wiederum 400 µl PBS mit 1% BSA und o. g. Sekundärantikörper im Verhältnis 1:100 sowie DAPI in einer Verdünnung von 1:3000 in jede Kammer gegeben. Die Zugabe von DAPI diente der direkten Anfärbung der Tumorzellkerne. Nach einstündiger Inkubation bei Raumtemperatur wurde der Objektträger erneut dreimal mit PBS gewaschen. Abschließend wurden die Kammerwände abgelöst und der Objektträger mit DABCO eingedeckt.

3.2.9 Angaben zur statistischen Analyse

Um die statistische Signifikanz des Zusammenhangs zwischen PLK1- bzw. PLK3-Expression und klinisch-pathologischen Parametern zu beurteilen, wurden der exakte Test nach Fisher sowie der χ^2-Test und der χ^2-Test für Trends eingesetzt. Die jeweils verwendeten Tests sind in den entsprechenden Tabellen angegeben. Die Korrelation der PLK-Expression im Primärtumor mit der PLK-Expression in den Lymphknotenmetastasen wurde mit Hilfe des Spearman'schen Korrelationskoeffizienten und des Wilcoxon-Tests für nicht-parametrische, verbundene Stichproben untersucht. Die Berechnung des Gesamtüberlebens erfolgte mittels univariater Überlebensanalyse nach Kaplan-Meier, beim Vergleich der verschiedenen Überlebenskurven kam der Log-Rank-Test zum Einsatz. Für die multivariate Überlebensanalyse wurde das Cox-Regressionsmodell unter Berücksichtigung der mit dem Überleben univariat signifikant korrelierenden Variablen verwendet. Als signifikant wurden P-Werte eingestuft, die kleiner als 0,05 waren. Zur Datenerfassung und Durchführung der statistischen Analyse diente die SPSS-Software, Version 12.0 (SPSS Inc., Chicago, IL, USA).

3. Material und Methoden

3.3 Auflistung der verwendeten Materialien

3.3.1 Geräte

Bio Kinetics Reader EL 340	BIO-TEK Instruments, Winooski, USA
Einzelkochtafel	Rommelsbacher Elektrohausgeräte GmbH, Dinkelsbühl
Elektrophoresekammern Agagel Maxi und Mini	Biometra, Göttingen
Elektrophoresenetzgerät Savant PS 250	Savant Instruments, Holbrook, USA
Filmentwickler Hyperprocessor	Amersham Pharmacia Biotech, Buckinghamshire, UK
Fluoreszenzmikroskop Leica	Leica Confocal Microscopes, Wetzlar
Glasbehälter	Schott, Mainz
Heizblock 100°C	Roth, Karlsruhe
Magnetrührer Variomag	H + P Labortechnik, München
Messbecher, Messzylinder	Vit Lab, Großostheim
Oberschalenwaage	OWA Labor, Oschatz
pH-Meter	Mettler, Schwerzenbach, Schweiz
Pipetboy	Integra Biosciences, Fernwald
Pipetten	Eppendorf-Netheler-Hinz, Hamburg
Schnellkochtopf	Steinbach, Kerpen
Schüttler	Biometra, Göttingen
Thermomixer	Eppendorf-Netheler-Hinz, Hamburg
Tischzentrifuge Biofuge Pico	Heraeus, Hanau
Vakuumabsaugpumpe CAPEX 2DC	Reichert-Jung, Heidelberg
Vortexer Reax 2000	Heidolph, Schwabach
Wasserbad	GFL Gesellschaft für Labortechnik, Burgwedel

Zellkulturbrutschrank BB 16	Heraeus, Hanau
Zellkulturmikroskop IMT-2	Olympus Optical, Hamburg
Zellkulturwerkbank	Gelaire Flow Laboratories, Meckenheim

3.3.2 Verbrauchsmaterialien

Chromatographiepapier 3MM CHR	Whatman, Brentstone, UK
Deckgläser 24×60 / 24×40 mm	Menzel-Gläser, Braunschweig
Filter	Schleicher & Schuell, Dassel
Hyperfilm	Amersham Pharmacia Biotech, Buckinghamshire, UK
Insulinspritzen 1 ml	Terumo, Leuven, Belgien
Kanülen	B. Braun, Melsungen
LabTek Chamber Slide	Nunc, Wiesbaden
Magena-Microtest Zellkulturplatte, 96 well	Becton Dickinson Labware, Franklin Lakes, USA
Nitrozellulosemembran	Whatman, Schleicher & Schuell, Dassel
Objektträger (Super Frost Plus) 25×75×1,0 mm	Menzel-Gläser, Braunschweig
Pap Pen	The Binding Site, Birmingham, UK
Parafilm	American National Can, Menasha, USA
Petrischalen für Zellkultur	Falcon-Becton Dickinson, Le pont de Claix, Frankreich
Pipettenspitzen ohne Filter	Eppendorf-Netheler-Hinz, Hamburg
Reaktionsgefäße 15 / 50 ml	Nunc, Wiesbaden
Reaktionsgefäße 0,5 / 1,5 / 2,0 ml	Eppendorf-Netheler-Hinz, Hamburg
Skalpell	Bard-Parker-Becton Dickinson, Hancock, USA
Spritzen 5 / 10 / 20 ml	B. Braun, Melsungen
Zellkulturflaschen 150 cm^3	Falcon-Becton Dickinson, Le pont de Claix, Frankreich

3. Material und Methoden

Zellschaber	Costar, Corning, USA
Zellstoff	Hartmann, Heidenheim

3.3.3 Chemikalien und Enzyme

Acrylamid	Appligene oncor, Illkirch Graffenstaden, Frankreich
Ammoniumperoxiddisulfat (APS)	Merck, Darmstadt
Antibody diluent reagent solution	Zymed, San Francisco, USA
Aquatex	Merck, Darmstadt
Bovines Serumalbumin (BSA)	Sigma-Aldrich Chemie, München
CDP-Star Ready-to-use	Tropix, Bedford, USA
Citronensäure-Monohydrat	Merck, Darmstadt
Coomassie Brillantblau	Fluka Chemie AG, Buchs, Schweiz
Diazabicyclooctan (DABCO)	Sigma-Aldrich Chemie, München
Diamidinophenylindol (DAPI)	Invitrogen, Karlsruhe
Dinatriumhydrogenphosphat	Merck, Darmstadt
Dithiothreitol (DTT)	Sigma-Aldrich Chemie, München
Essigsäure	Mallinckrodt Baker, Deventer, Niederlande
Ethanol	Mallinckrodt Baker, Deventer, Niederlande
Entwickler X-OMAT EX II	Kodak, Stuttgart
Fetales Kälberserum (FCS)	Biochrom AG, Berlin
Fetuin (aus FCS)	Sigma-Aldrich Chemie, München
Fixierer RP X-OMAT LO	Kodak, Stuttgart
Glucoselösung (45%)	Sigma-Aldrich Chemie, München
Glycerol	Fluka Chemie AG, Buchs, Schweiz
Glycin	Boehringer Ingelheim, Heidelberg
Hämalaunlösung	Dr. K. Hollborn & Söhne, Leipzig
I-Block	Tropix, Bedford, USA

Insuman Rapid (Insulin)	Sanofi-Aventis, Frankfurt
Isopropanol	Merck, Darmstadt
Kaliumchlorid	Merck, DarmstadtMagena-
Kaliumdihydrogenphosphat	Merck, Darmstadt
L-15 Leibovitz Medium cat # 12-700F	BioWhittaker/Cambrex, East Rutherford, USA
Marker für Gele	Sigma-Aldrich Chemie, München
MEM-Vitamine (100x)	Biochrom AG, Berlin
Methanol	Mallinckrodt Baker, Deventer, Niederlande
Magnesiumchlorid	Merck, Darmstadt
Natriumchlorid	Merck, Darmstadt
Natriumdodecylsulfat (SDS)	Sigma-Aldrich Chemie, München
Natriumhydrogencarbonat	Biochrom AG, Berlin
Natriumhydroxid	Merck, Darmstadt
Nitro-Block II	Tropix, Bedford, USA
Natural sheep serum (NSS)	Sigma-Aldrich Chemie, München
Protein Block, serumfrei	DAKO, Carpinteria, USA
Salzsäure	Merck, Darmstadt
Sigma Fast: Fast red TRI Naphthol AS-MX tablet sets	Sigma-Aldrich Chemie, München
N,N,N',N'-Tetramethylethylenediamine (TEMED)	Sigma-Aldrich Chemie, München
Transferrin	Roche, Basel, Schweiz
Trasylol (Aprotininlösung)	Bayer, Leverkusen
Tri-Natriumcitrat-Dihydrat	Merck, Darmstadt
TRIS(Hydroxymethyl)aminomethan (TRIS-Base)	Merck, Darmstadt
TRIS(Hydroyxmethyl)aminomethanhydrochlorid (TRIS-HCl)	Merck, Darmstadt

3. Material und Methoden

Trypsin	Biochrom AG, Berlin
Tween 20	Serva Electrophoresis GmbH, Heidelberg
Ultraglutamin	Cambrex, East Rutherford, USA
Xylol	Mallinckrodt Baker, Deventer, Niederlande

3.3.4 Kits

BCA protein assay kit, cat # 23225	Pierce Rockford, Illinois, USA
Super sensitive detection kit, cat # QA 900-9L	Bio Genex, San Ramon, USA

3.3.5 Antikörper

Alkalische-Phosphatase-gebundener Ziege-gegen-Maus-Antikörper, cat # AC 32 ML	Tropix, Bedford, USA
Monoklonaler anti-β-Aktin-Antikörper, cat # 0512018436	Chemicon, Temecula, CA, USA
Monoklonaler anti-PLK1-Antikörper, cat # 610558	BD Transduction Laboratories, San Diego, USA
Monoklonaler anti-PLK3-Antikörper, cat # F83520	BD Transduction Laboratories, San Diego, USA

3.3.6 Zelllinie

EPG85-257 (humanes Magenkarzinom)	Etablierung durch Dietel et al., 1990[112]

3.3.7 Kulturmedien, Puffer und Lösungen

L-15 Kulturmedium:	50 ml		FCS
	2,5 ml		Ultraglutamin

	7,5 ml	NaHCO$_3$
	5 ml	MEM-Vitamine
	0,5 ml	Glucose
	1 ml	Insuman Rapid®
	0,5 ml	Trasylol®
	2,5 ml	Transferrin-Fetuin-Gemisch
Transferrin-Fetuin-Gemisch:	250 mg	Fetuin in 10 ml PBS steril lösen, ad 100 ml PBS steril auffüllen
	3,36 ml	Transferrin ad 100 ml PBS steril auffüllen
10x Assaypuffer:	12,1 g	TRIS-Base in 350,0 ml Aqua dest. lösen, pH 9,8 einstellen
	1,0165 g	MgCl$_2$ · 6 H$_2$O
	ad 500,0 ml	H$_2$O
Blockingpuffer:	0,6 g	I-Block
	30,0 ml	10× PBS oder TBS, mit 270,0 ml Aqua bidest auffüllen, erhitzen (< 100°C), abkühlen lassen
	300,0 µl	Tween 20
10× Citratpuffer:	3,78 g	Citronensäure-Monohydrat
	24,21 g	Tri-Natriumcitrat-Dihydrat
	ad 1000,0 ml	H$_2$O, pH 6,0 einstellen
10× Elektrophoresepuffer:	30,3 g	TRIS-Base
	144,0 g	Glycin
	2,8 g	SDS

3. Material und Methoden

	ad 1000,0 ml	H_2O, pH 8,3 – 8,4 einstellen
10× PBS-Puffer:	2,0 g	KCl
	2,0 g	KH_2PO_4
	80,0 g	NaCl
	21,6 g	$Na_2HPO_4 \cdot 7\ H_2O$
	ad 1000,0 ml	Aqua bidest, autoklavieren
Proteinlysispuffer:	1,2 ml	0,5 M TRIS-HCl (pH 6,8)
	2,0 ml	10% SDS
	1,0 ml	Glycerol
	0,5 ml	DTT (1M)
	5,3 ml	Aqua bidest
10× Transferpuffer:	29,0 g	Glycin
	58,0 g	TRIS-Base
	3,7 g	SDS
	ad 800,0 ml	H_2O, pH 8,3 einstellen
10× TRIS-Puffer (TBS):	9,0 g	TRIS-Base
	68,5 g	TRIS-HCl
	87,8 g	NaCl
	ad 1000,0 ml	H_2O, pH 7,4 einstellen
Waschpuffer:	100,0 ml	10x PBS oder TBS
	1,0 ml	Tween 20
	ad 1000,0 ml	H_2O
Polyacrylamidgel 10%:	2,5 ml	Acrylamid
	2,5 ml	1,5 M TRIS-HCl (pH 8,8)
	100,0 µl	10% SDS

	50,0 µl	10% APS
	5,0 µl	TEMED
	4,8 ml	H_2O
Sammelgel 4%:	0,5 ml	Acrylamid
	1,25 ml	0,5 M TRIS-HCl (pH 6,8)
	50,0 µl	10% SDS
	50,0 µl	10% APS
	10,0 µl	TEMED
	3,2 ml	H_2O
Coomassie-Färbelösung:	0,6 g	Coomassie-Blau
	100,0 ml	Essigsäure
	ad 1000,0 ml	H_2O
Färbefixierlösung für Coomassie	250,0 ml	Isopropanol
	100,0 ml	Essigsäure
	ad 1000,0 ml	H_2O

4 Ergebnisse

4.1 Immunhistochemische Analyse der PLK-Expression

4.1.1 Expression der PLK-Isoformen in normaler Magenmukosa

In der normalen Schleimhaut des Magenkorpus' zeigte sich im Zytoplasma der säureproduzierenden Belegzellen immunhistochemisch eine mäßige Expression von PLK1 (Abb. 4.1A). PLK3 wurde in normaler Mukosa hingegen eher im Bereich des mittleren, d. h. proliferativ aktiven Drüsenkompartiments exprimiert (Abb. 4.2A).

In den Fällen, die im Rahmen einer chronischen Gastritis Foci mit intestinaler Metaplasie aufwiesen, fand sich in den metaplastisch veränderten Zellen eine verstärkte Expression sowohl von PLK1 als auch von PLK3 (Abb. 4.1B und 4.2B)

Darüber hinaus zeigten die Ganglien des autonomen Nervensystems eine deutliche Positivität für PLK1 und konnten somit als interne Positivkontrolle herangezogen werden. Normales Schleimhautstroma und regelrechte Muskulatur ließen keine erhöhte PLK-Isoform-Expression erkennen.

4.1.2 Expression von PLK1 und PLK3 im Magenadenokarzinom

Im Rahmen der vorliegenden Arbeit konnte immunhistochemisch gezeigt werden, dass in einem Teil der untersuchten Magenadenokarzinome sowohl PLK1 als auch PLK3 überexprimiert wurde. Eine starke, zytoplasmatisch betonte Überexpression von PLK1 ließ sich in 73 von 135 Fällen

4. Ergebnisse

Tabelle 4.1: Expression von PLK1 und PLK3 im Magenadenokarzinom

Parameter	Anzahl der Patienten	
	n	%
Gesamtanzahl der Patienten (PLK1)	135	100,0
PLK1-Expression		
negativ (IRS 0-6)	62	45,9
positiv (IRS 7-12)	73	54,1
Gesamtanzahl der Patienten (PLK3)	131	100,0
PLK3-Expression		
negativ (IRS 0-6)	56	42,7
positiv (IRS 7-12)	75	57,3

(54,1%) nachweisen, PLK3 wurde in 75 von 131 Fällen (57,3%) verstärkt exprimiert (Tabelle 4.1).

Im direkten Vergleich von Tumorgewebe und benachbartem Normalgewebe ließ sich am Übergang von nicht transformiertem in dysplastisches Epithel häufig eine unmittelbare Expressionssteigerung darstellen (Abb. 4.1E/F und 4.2E/F).

Die immunhistochemische Färbung beschränkte sich vorwiegend auf das Zytoplasma der PLK-positiven Zellen und wies strukturell eine feine Granularität auf (Abb. 4.1D und 4.2D).

Die Werte des aus der Intensität der Färbung und dem Anteil der jeweils angefärbten Zellen berechneten IRS umfassten die gesamte Spanne möglicher Scores, wobei die hohen IRS-Werte etwas häufiger auftraten.

4.1.3 Expression von PLK1 und PLK3 in Lymphknotenmetastasen

Neben den primären Magenkarzinomen wurde metastatisches Gewebe von 46 korrespondierenden regionalen Lymphknoten hinsichtlich der Expression der PLK-Isoformen sowie der Zusammenhang zwischen der PLK-Expression in den Lymphknotenmetastasen und in den zugehörigen Primärtumoren untersucht.

Eine Überexpression konnte für PLK1 in 30 Lymphknotenmetastasen (65,2%), für PLK3 in 40 Metastasen (83,3%) nachgewiesen werden (Abb. 4.3B). Die statistische Analyse mit Hilfe des Spearman'schen Korrelationskoeffizienten ergab eine hohe Korrelation der Expressionsscores

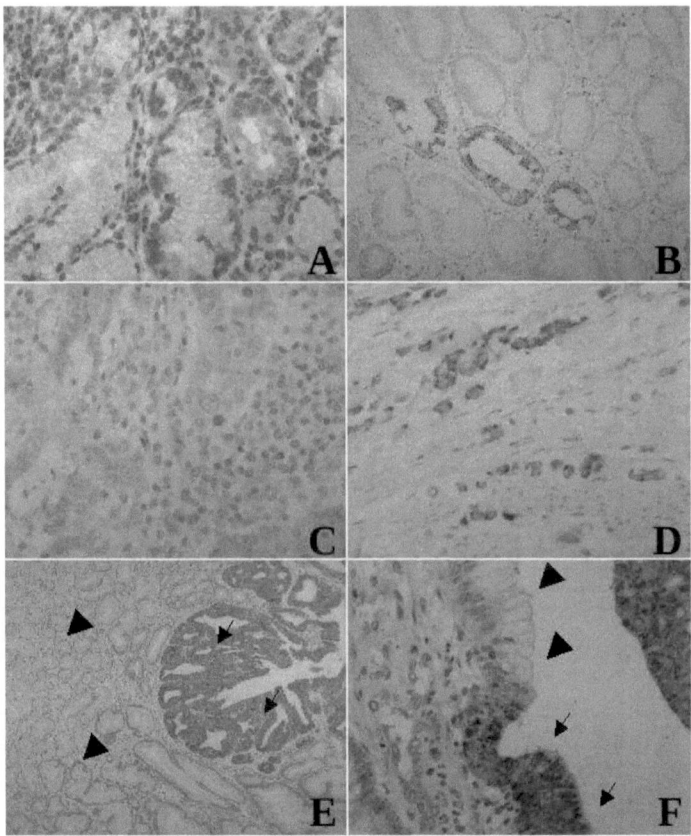

Abbildung 4.1: Expression von PLK1 in normaler Magenmukosa und in Magenadenokarzinomen: A) Normale Magenschleimhaut mit mäßiger PLK1-Expression in den säureproduzierenden Belegzellen des Magenkorpus'. Keine Expression im übrigen Epithel. B) Foci mit intestinaler Metaplasie sind ebenfalls PLK1-positiv. C) PLK1-negatives Magenkarzinom (intestinaler Typ). D) PLK1-positives Magenkarzinom (diffuser Typ). E/F) PLK1-positive Magenkarzinome. Die Pfeile markieren jeweils Tumordrüsen, die Pfeilspitzen zeigen auf normale Magenschleimhaut. Am Übergang von nicht transformiertem in dysplastisches Epithel findet sich eine unmittelbare Expressionssteigerung.

4. Ergebnisse

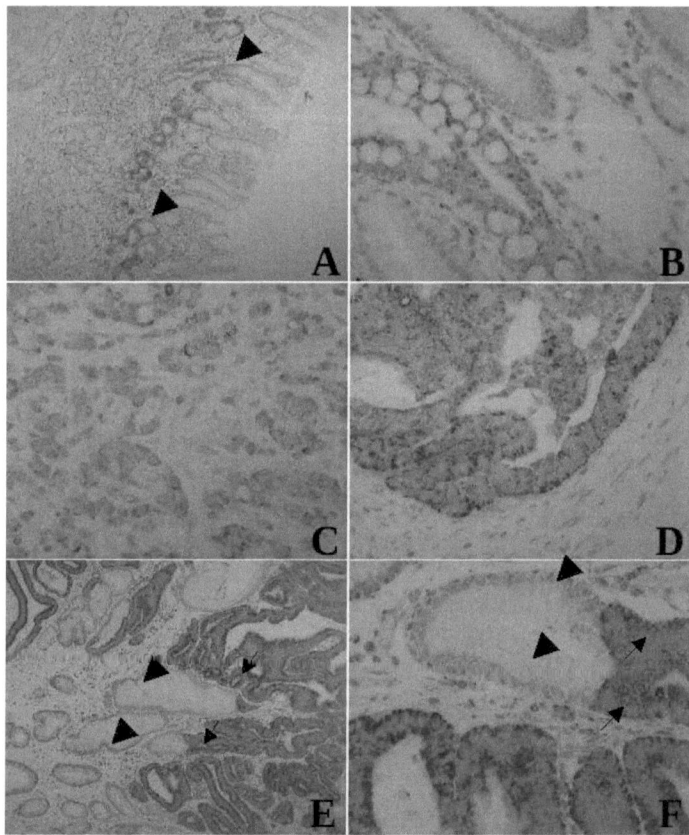

Abbildung 4.2: Expression von PLK3 in normaler Magenmukosa und in Magenadenokarzinomen: A) Normale Magenschleimhaut mit mäßiger PLK3-Expression im mittig gelegenen proliferativ aktiven Schleimhautkompartiment. Keine wesentliche Expression im übrigen Epithel. B) Foci mit intestinaler Metaplasie sind ebenfalls PLK3-positiv. C) PLK3-negatives Magenkarzinom (intestinaler Typ). D) PLK3-positives Magenkarzinom (ebenfalls intestinaler Typ). E/F) PLK3-positive Magenkarzinome. Die Pfeilspitzen markieren jeweils normale Magenschleimhautdrüsen, die Pfeile zeigen auf neoplastisches Epithel. Am Übergang von nicht transformiertem in dysplastisches Epithel findet sich eine unmittelbare Expressionssteigerung.

(IRS) beider PLK-Isoformen in den Primärtumoren mit den Expressionsdaten in den entsprechenden Lymphknotenmetastasen (Tabelle 4.2), was bedeutet, dass Fälle mit höheren Expressionsscores in den Primärtumoren auch signifikant höhere Expressionsniveaus in den korrespondierenden Lymphknotenmetastasen aufwiesen. Der Wilcoxon-Test für nicht-parametrische, verbundene Stichproben allerdings zeigte für die PLK3 in den Lymphknotenmetastasen durchschnittlich eine statistisch signifikant stärkere Expression als im Primärtumor. Die Expressionsniveaus der PLK1 in den Lymphknotenmetastasen und den Primärtumoren wiesen hingegen keine statistisch signifikanten Unterschiede auf (Tabelle 4.3).

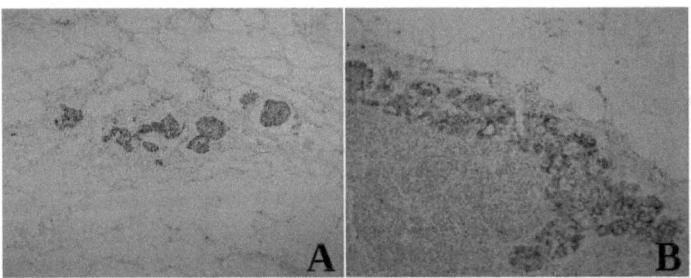

Abbildung 4.3: A) Expression von PLK1 in intralymphatischen Tumorverbänden. B) Expression von PLK1 in einer Lymphknotenmetastase.

Tabelle 4.2: Zusammenhang zwischen PLK-Isoform-Expressionsscores in Primärtumor und Lymphknotenmetastase (Spearman'scher Korrelationskoeffizient)

Parameter	Fälle	PLK1 - IRS (Lymphknotenmetastase) Korrelation	P-Wert	PLK3 - IRS (Lymphknotenmetastase) Korrelation	P-Wert
PLK1 - IRS (Primärtumor)	46	0,629	<0,001		
PLK3 - IRS (Primärtumor)	46			0,579	<0,001

4. Ergebnisse

Tabelle 4.3: Unterschiede zwischen PLK-Isoform-Expressionsscores in Primärtumor und Lymphknotenmetastase (Wilcoxon-Test für nicht-parametrische, verbundene Stichproben)

Parameter	Median	Quartile	Wilcoxon-P-Wert
PLK1 - IRS (Primärtumor)	8	4 - 12	0,895
PLK1 - IRS (Lymphknotenmetastase)	8	5,5 - 9,75	
PLK3 - IRS (Primärtumor)	8	4 - 12	0,013
PLK3 - IRS (Lymphknotenmetastase)	9	8 - 12	

4.2 Korrelation der Expression der PLK-Isoformen miteinander und mit klinisch-pathologischen Parametern

4.2.1 Korrelation der Expression der PLK1-Isoformen miteinander

In der immunhistochemischen Analyse der Expression von PLK1 und PLK3 zeigten sich verhältnismäßig ähnliche Expressionsmuster beider Isoenzyme. Der exakte Test nach Fisher ergab eine hochsignifikante Beziehung ($P < 0,001$, Tabelle 4.5) der Expressionsdaten beider Proteine.

Dies wurde auch bei der Korrelation der PLK-Expression mit klinisch-pathologischen Daten deutlich. Beide Isoformen korrelierten positiv mit ähnlichen klinisch-pathologischen Parametern, allerdings konnte im Fall von PLK1 für eine größere Anzahl von Parametern eine Signifikanz der Beziehung nachgewiesen werden als für PLK3.

4.2.2 Korrelation der PLK1-Expression mit klinisch-pathologischen Parametern

Die statistische Analyse mit Hilfe des exakten Tests nach Fisher konnte eine positive Korrelation der PLK1-Expression mit dem Patientenalter zum Zeitpunkt der Diagnosestellung aufzeigen ($P = 0,016$). In diesem Zusammenhang fand sich eine signifikant häufigere Positivität für PLK1 in den Karzinomen der zum Diagnosezeitpunkt über 65 Jahre alten Patienten.

Im χ^2-Test für Trends korrelierte die Expression der PLK1 hochsignifikant positiv mit dem Tumorstadium ($P = 0{,}001$). Lokal weiter fortgeschrittene Karzinome exprimierten hierbei bedeutend stärker PLK1 als lokal beschränkte Tumoren.

Darüber hinaus zeigte auch der Nodalstatus der Patienten eine deutlich positive Korrelation mit der PLK1-Expression ($P = 0{,}003$). Während in den Tumoren ohne regionale Lymphknotenmetastasierung nur zu 38,7% PLK1 exprimiert wurde, fand sich mit ausgedehnterer nodaler Metastasierung der untersuchten Tumoren auch eine signifikant stärker ausgeprägte PLK1-Expression: 75% der Karzinome mit pN3-Status waren PLK1-positiv.

Die Korrelation mit dem Tumorwachstumsmuster nach Laurén mit Hilfe des χ^2-Tests ergab außerdem einen Zusammenhang von Proteinexpression und Tumorwachstumstyp. Diffus wachsende Magenkarzinome ohne kohäsiven Zellverband, die Siegelringzellformationen aufwiesen, zeigten signifikant häufiger eine Positivität für PLK1 als Karzinome des histologisch besser differenzierten intestinalen Wachstumstyps ($P = 0{,}02$).

Bei histologisch vorliegender Lymph- und Blutgefäßinvasion durch die Tumoren fand sich zwar eher eine PLK1-Positivität als bei Karzinomen ohne Gefäßinvasion, die Korrelation mit der PLK1-Expression im exakten Test nach Fisher stellte sich jedoch als nicht signifikant heraus ($P = 0{,}165$ für Lymphgefäßinvasion; $P = 0{,}483$ für Blutgefäßinvasion).

Für den histologischen Differenzierungsgrad der Karzinome ließ sich ebenfalls keine signifikant positive Korrelation zur Expression der PLK1 aufzeigen ($P = 0{,}111$), die geringer differenzierten Magenkarzinome exprimierten allerdings in stärkerem Maße PLK1 als die höher Differenzierten.

Des Weiteren konnte auch für den Metastasenstatus keine signifikante Korrelation zur PLK1-Expression nachgewiesen werden ($P = 0{,}381$).

Detaillierte Daten zur Korrelation von PLK1-Expression und klinischpathologischen Parametern finden sich in Tabelle 4.4. Die Abbildungen 4.4 bis 4.7 zeigen die graphischen Darstellungen dieser Korrelationsdaten.

4. Ergebnisse

Tabelle 4.4: Expression der PLK1 im Magenadenokarzinom und Korrelation mit ausgewählten klinisch-pathologischen Parametern

Parameter	Anzahl Patienten	PLK1 negativ n	%	PLK1 positiv n	%	P-Wert
Alter zum Diagnosezeitpunkt						0,016[+]
≤65 Jahre	74	41	55,4	33	44,6	
>65 Jahre	61	21	34,4	40	65,6	
Tumorstadium						0,001[§]
pT1	8	4	50,0	4	50,0	
pT2	64	40	62,5	24	37,5	
pT3	49	15	30,6	34	69,4	
pT4	14	3	21,4	11	78,6	
Lymphknotenstatus						0,003[§]
pN0	31	19	61,3	12	38,7	
pN1	51	27	52,9	24	47,1	
pN2	37	12	32,4	25	67,6	
pN3	16	4	25,0	12	75,0	
Metastasenstatus						0,381[+]
M0	122	58	47,5	64	52,5	
M1	13	4	30,8	9	69,2	
Differenzierungsgrad						0,111[§]
G1	3	2	66,7	1	33,3	
G2	36	20	55,6	16	44,4	
G3	96	40	41,7	56	58,3	
Wachstumsmuster nach Laurén						0,020[Δ]
Intestinal	74	42	56,8	32	43,2	
Gemischt	8	3	37,5	5	62,5	
Diffus	53	17	32,1	36	67,9	
Lymphgefäßinvasion						0,165[+]
L0	73	38	52,1	35	47,9	
L1	62	24	38,7	38	61,3	
Blutgefäßinvasion						0,483[+]
V0	114	54	47,4	60	52,6	
V1	21	8	38,1	13	61,9	

+ Exakter Test nach Fisher; Δ χ^2–Test; § χ^2-Test für Trends.

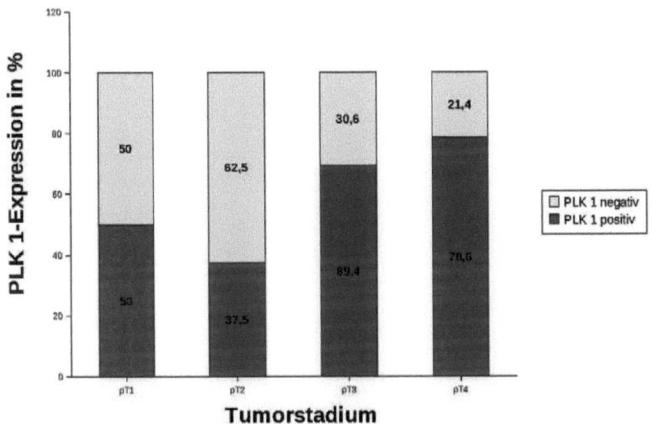

Abbildung 4.4: Korrelation der PLK1-Expression mit dem Tumorstadium ($P = 0{,}001$; χ^2-Test für Trends).

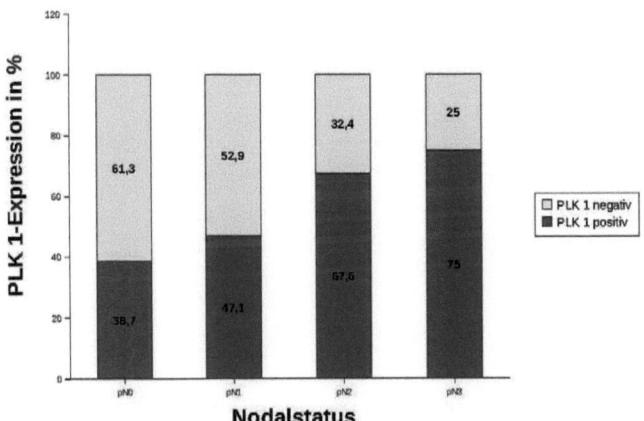

Abbildung 4.5: Korrelation der PLK1-Expression mit dem Lymphknotenstatus ($P = 0{,}003$; χ^2-Test für Trends).

4. Ergebnisse

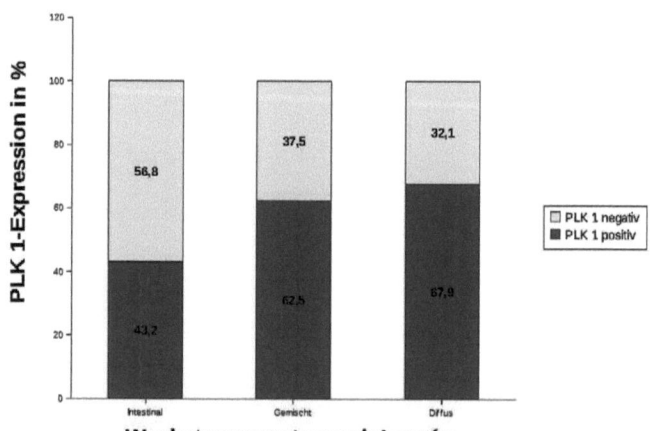

Abbildung 4.6: Korrelation der PLK1-Expression mit dem histologischen Wachstumsmuster nach Laurén ($P = 0{,}020$; χ^2-Test).

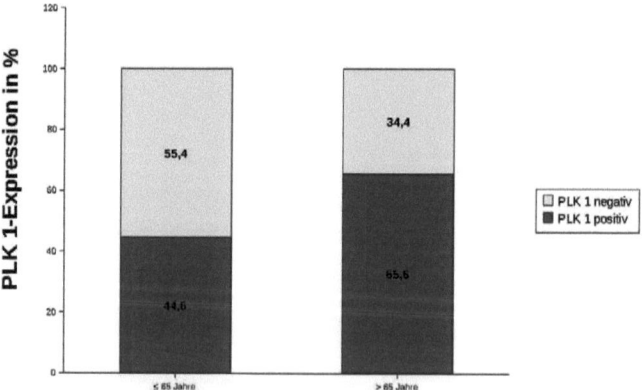

Abbildung 4.7: Korrelation der PLK1-Expression mit dem Patientenalter zum Diagnosezeitpunkt ($P = 0{,}016$; exakter Test nach Fisher).

4.2.3 Korrelation der PLK3-Expression mit klinisch-pathologischen Parametern

Die Expression der PLK3 korrelierte positiv mit dem Tumorstadium. Diese Beziehung zeigte eine deutliche Signifikanz ($P = 0{,}003$). Im Stadium pT1 wiesen nur 28,6% der Tumoren eine Positivität für PLK3 auf, im Stadium pT4 waren es hingegen bereits 76,9%.

Daneben ließ sich eine ähnlich stark ausgeprägte positive Korrelation der PLK3-Expression mit dem Lymphknotenstatus der Patienten nachweisen ($P = 0{,}005$). Mit zunehmender Metastasierung der Karzinome in regionale Lymphknoten fand sich auch ein höherer Prozentsatz PLK3-positiver Fälle: Während im Stadium pN0 lediglich 36,7% der Tumoren PLK3 exprimierten, waren es im Stadium pN3 bereits 80%.

Darüber hinaus konnte keine Korrelation der PLK3-Expression mit dem Patientenalter bei Diagnosestellung ($P = 0{,}480$), dem Metastasenstatus ($P = 0{,}069$), dem histologischen Differenzierungsgrad ($P = 0{,}720$), dem Tumorwachstumsmuster nach Laurén ($P = 0{,}792$) sowie der Lymph- ($P = 0{,}117$) und Blutgefäßinvasion ($P = 0{,}810$) nachgewiesen werden (Tabelle 4.5).

In den Abbildungen 4.8 und 4.9 finden sich graphische Darstellungen der Korrelation der PLK3-Expression mit dem Tumorstadium bzw. mit dem Lymphknotenstatus.

Tabelle 4.5: Expression der PLK3 im Magenadenokarzinom und Korrelation mit ausgewählten klinisch-pathologischen Parametern sowie der PLK1-Expression

Parameter	Anzahl Patienten	PLK3 negativ n	%	PLK3 positiv n	%	P-Wert
Alter zum Diagnosezeitpunkt						0,480[+]
≤65 Jahre	72	33	45,8	39	54,2	
>65 Jahre	59	23	39,0	36	61,0	
Tumorstadium						0,003[§]
pT1	7	5	71,4	2	28,6	
pT2	63	33	52,4	30	47,6	
pT3	48	15	31,2	33	68,8	
pT4	13	3	23,1	10	76,9	

4. Ergebnisse

Tabelle 4.5 – *Fortsetzung von vorheriger Seite.*

Parameter	Anzahl Patienten	PLK3 negativ n	%	PLK3 positiv n	%	P-Wert
Lymphknotenstatus						0,005§
pN0	30	19	63,3	11	36,7	
pN1	51	21	41,2	30	58,8	
pN2	35	13	37,1	22	62,9	
pN3	15	3	20,0	12	80,0	
Metastasenstatus						0,069$^+$
M0	119	54	45,4	65	54,6	
M1	12	2	16,7	10	83,3	
Differenzierungsgrad						0,720§
G1	3	2	66,7	1	33,3	
G2	36	15	41,7	21	58,3	
G3	92	39	42,4	53	57,6	
Wachstumsmuster nach Laurén						0,792$^\Delta$
Intestinal	72	29	40,3	43	59,7	
Gemischt	8	4	50,0	4	50,0	
Diffus	51	23	45,1	28	54,9	
Lymphgefäßinvasion						0,117$^+$
L0	69	34	49,3	35	50,7	
L1	62	22	35,5	40	64,5	
Blutgefäßinvasion						0,810$^+$
V0	110	48	43,6	62	56,4	
V1	21	8	38,1	13	61,9	
PLK1-Expression						< 0,001$^+$
negativ	61	44	72,1	17	27,9	
positiv	70	12	17,1	58	82,9	

+ Exakter Test nach Fisher; Δ χ^2-Test; § χ^2-Test für Trends.

4.3 Korrelation der PLK-Expression mit dem Patientenüberleben

Im folgenden Abschnitt soll der Einfluss verschiedener klinisch-pathologischer Faktoren sowie der PLK-Expression auf die Überlebenswahrscheinlichkeit der Patienten dargelegt werden. Zu diesem Zweck wurden die entsprechenden Parameter zusammen mit den Überlebensdaten des Patientenkollektivs einer univariaten sowie einer multivariaten Überlebensanalyse unterzogen.

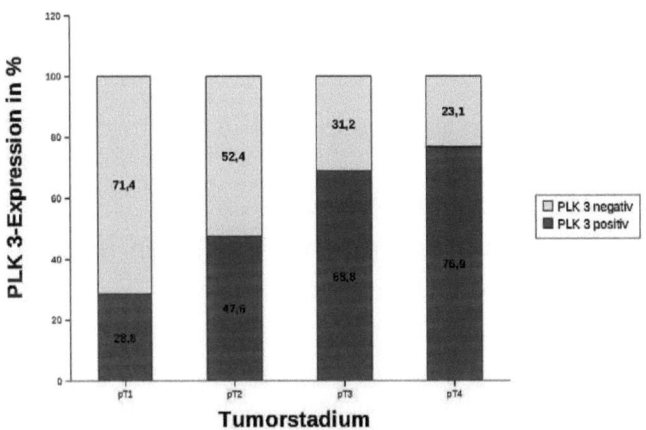

Abbildung 4.8: Korrelation der PLK3-Expression mit dem Tumorstadium ($P = 0{,}003$; χ^2-Test für Trends).

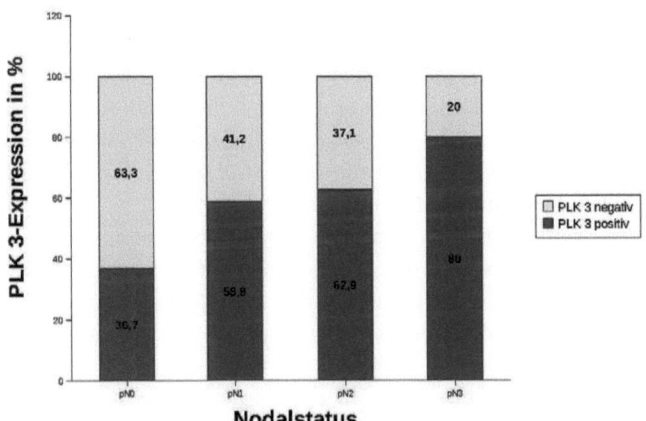

Abbildung 4.9: Korrelation der PLK3-Expression mit dem Lymphknotenstatus ($P = 0{,}005$; χ^2-Test für Trends).

4. Ergebnisse

Das mittlere Gesamtüberleben der Patienten wurde definiert als Zeitdauer, für die eine Wahrscheinlichkeit des Überlebens von genau 50% galt. Während des Nachbeobachtungszeitraums verstarben 87 der 135 Patienten (64,4%). In dieser Patientengruppe entsprach das mittlere Gesamtüberleben 9,1 Monaten. Die mittlere Nachbeobachtungszeit der am Endpunkt der Analyse noch lebenden Patienten betrug 32,7 Monate.

4.3.1 Prognostische Relevanz klinisch-pathologischer Faktoren in der univariaten Überlebensanalyse

Das für diese Arbeit neu zusammengestellte Kollektiv von Patienten mit Magenkarzinomen kann als repräsentativ angesehen werden, da die für die Prognose des Magenkarzinoms relevanten klinisch-pathologischen Faktoren auch in der Kohorte der vorliegenden Studie einen großen Einfluss auf die Überlebenswahrscheinlichkeit der Patienten zeigten.

In der univariaten Überlebensanalyse (Tabelle 4.6) ließ neben dem Tumorstadium ($P = 0{,}0001$) auch der Lymphknotenstatus ($P = 0{,}0002$) einen hochsignifikanten Einfluss auf das Gesamtüberleben der Patienten erkennen.

Patienten mit lokal progredienten sowie nodal metastasierten Karzinomen wiesen eine deutlich herabgesetzte Überlebensrate gegenüber Patienten ohne fortgeschrittenes lokales Tumorwachstum und regionale Lymphknotenmetastasen auf. Während sich das mittlere Gesamtüberleben der Patienten von 22,7 Monaten im Stadium pT2 auf 4,4 Monate im Stadium pT4 verkürzte, nahm die Überlebensdauer für pN0 im Mittel von 36,1 Monaten auf 4,4 Monate für pN3 ab.

Für das Alter der Patienten zum Diagnosezeitpunkt ließ sich kein signifikanter Einfluss auf die Überlebenswahrscheinlichkeit feststellen ($P = 0{,}055$). Ebenso wenig zeigten der Metastasenstatus ($P = 0{,}087$) und der histologische Differenzierungsgrad ($P = 0{,}304$) signifikante Beziehungen zum mittleren Überleben der Patienten.

Darüber hinaus konnte auch für die Parameter Lymphgefäßinvasion, Blutgefäßinvasion und Tumorwachstumsmuster nach Laurén kein Einfluss auf die Prognose nachgewiesen werden (Daten nicht gezeigt).

Die Abbildungen 4.10 bis 4.13 zeigen die Überlebenskurven des Patientenkollektivs jeweils in Abhängigkeit von ausgewählten klinisch-pathologischen Parametern.

Tabelle 4.6: Univariate Überlebensanalyse des Gesamtüberlebens nach Kaplan-Meier in Abhängigkeit von relevanten klinisch-pathologischen Faktoren sowie von der PLK-Isoform-Expression

Parameter	Anzahl der Fälle	Anzahl der Ereignisse	Mittleres Überleben (Monate)	Standardfehler	P-Wert (Log-rank-Test)
PLK1-Expression					0,0026
negativ	62	32	22,27	15,61	
positiv	73	55	11,30	2,68	
PLK3-Expression					0,0091
negativ	56	30	23,37	8,39	
positiv	75	54	12,07	1,55	
Alter (Diagnose)					0,0545
≤65 Jahre	74	44	18,77	4,28	
>65 Jahre	61	43	12,50	2,61	
Tumorstadium					0,0001
pT1	8	3	n. erreicht	—	
pT2	64	33	22,73	19,22	
pT3	49	39	11,30	1,71	
pT4	14	12	4,43	1,59	
Lymphknotenstatus					0,0002
pN0	31	16	36,07	17,25	
pN1	51	29	19,00	4,06	
pN2	37	29	11,77	2,47	
pN3	16	13	4,43	1,53	
Metastasenstatus					0,0868
M0	122	77	15,97	3,02	
M1	13	10	6,73	5,63	
Differenzierungsgrad					0,3043
G1	3	1	n. erreicht	—	
G2	36	21	13,67	3,45	
G3	96	65	15,47	1,81	

4. Ergebnisse

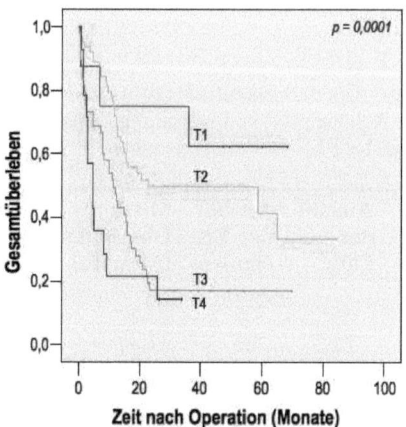

Abbildung 4.10: Überlebenskurve nach Kaplan-Meier in Abhängigkeit vom Tumorstadium (P-Wert mittels Log-rank-Test bestimmt).

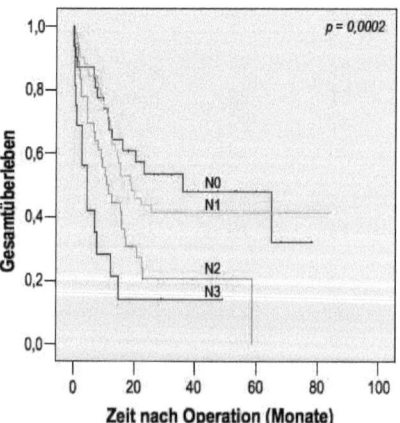

Abbildung 4.11: Überlebenskurve nach Kaplan-Meier in Abhängigkeit vom Lymphknotenstatus (P-Wert mittels Log-rank-Test bestimmt).

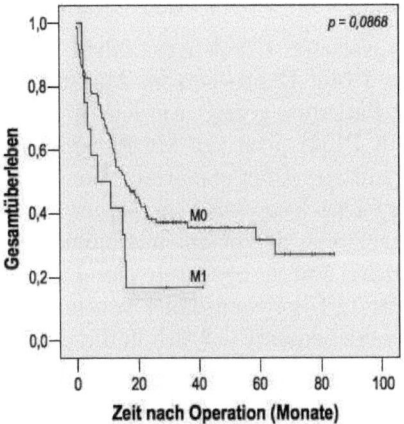

Abbildung 4.12: Überlebenskurve nach Kaplan-Meier in Abhängigkeit vom Metastasenstatus (P-Wert mittels Log-rank-Test bestimmt).

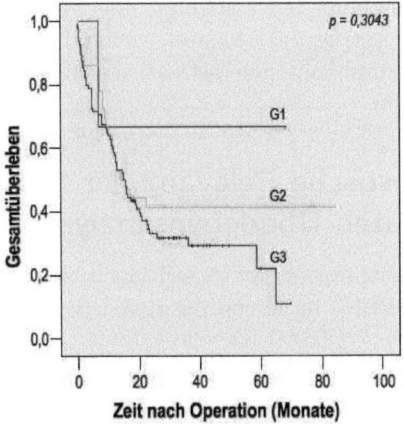

Abbildung 4.13: Überlebenskurve nach Kaplan-Meier in Abhängigkeit vom Differenzierungsgrad (P-Wert mittels Log-rank-Test bestimmt).

4. Ergebnisse

4.3.2 Prognostische Relevanz der PLK1 in der univariaten Überlebensanalyse

Im Rahmen der univariaten Überlebensanalyse konnte ein hochsignifikanter Einfluss der PLK1-Expression im Magenkarzinom auf das Gesamtüberleben der Patienten gezeigt werden ($P = 0{,}003$, Tabelle 4.6).

Bei Patienten mit PLK1-positiven Magenkarzinomen war eine deutlich herabgesetzte mittlere Überlebensdauer im Vergleich zu Patienten ohne nachweisbare PLK1-Expression im Tumor festzustellen. Während PLK1-negative Karzinome mit einem mittleren Gesamtüberleben von 22,3 Monaten assoziiert waren, bedeutete eine Expression von PLK1 eine signifikant verkürzte Überlebensdauer von im Mittel 11,3 Monaten. Für die 3-Jahres-Überlebensrate ließ sich in diesem Zusammenhang eine Reduktion von 47,6% auf 22,9% verzeichnen. Abbildung 4.14 zeigt die Kaplan-Meier-Überlebenskurve des Patientenkollektivs in Abhängigkeit von der PLK1-Expression.

Im Gegensatz zu den Primärtumoren konnte für die Expression der PLK1 in den Metastasen der korrespondierenden regionalen Lymphknoten ($n = 46$) kein signifikanter Einfluss auf die Prognose der Patienten nachgewiesen werden ($P = 0{,}14$), was auf die deutlich geringeren Fallzahlen innerhalb dieser Kohorte zurückzuführen sein könnte. Die mittlere Überlebensdauer der Patienten mit PLK1-negativen Lymphknotenmetastasen betrug 7,0 Monate, während Patienten mit PLK1-exprimierenden Lymphknotenmetastasen ein mittleres Überleben von 9,4 Monaten zeigten.

4.3.3 Prognostische Relevanz der PLK3 in der univariaten Überlebensanalyse

Neben der PLK1-Expression erwies sich auch eine Positivität der Magenkarzinome für PLK3 in der univariaten Überlebensanalyse als prognostisch relevant ($P = 0{,}009$, Tabelle 4.6).

Eine Expression von PLK3 in den Tumoren konnte mit einem signifikant kürzeren mittleren Gesamtüberleben der betreffenden Patienten in Verbindung gebracht werden. Im Falle der Patienten mit PLK3-exprimierenden Karzinomen war die mittlere Überlebensdauer gegenüber denjenigen mit PLK3-negativen Tumoren von 23,4 auf 12,1 Monate

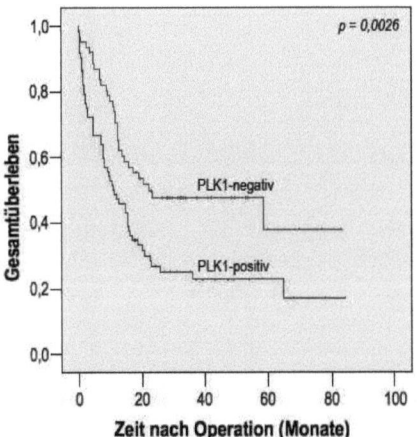

Abbildung 4.14: Überlebenskurve nach Kaplan-Meier in Abhängigkeit von der PLK1-Expression im Magenkarzinom (P-Wert mittels Log-rank-Test bestimmt).

herabgesetzt. Bezüglich der 3-Jahres-Überlebensrate bedeutete dies eine Abnahme von 43,6% auf 26,6%. Die Überlebenskurve des Patientenkollektivs nach Kaplan-Meier in Abhängigkeit von der PLK3-Expression ist in Abbildung 4.15 dargestellt.

Ähnlich wie die PLK1-Expression erwies sich auch die Expression von PLK3 in den korrespondierenden Lymphknotenmetastasen, anders als im Primärtumor, nicht als Prognosefaktor für das Überleben der Patienten in dieser Untergruppe (n = 48). Dieses Ergebnis könnte ebenfalls mit den niedrigeren Fallzahlen in dieser Kohorte in Verbindung stehen. Die Verkürzung der mittleren Überlebensdauer von Patienten mit PLK3-positiven Lymphknotenmetastasen von 17,3 auf 9,1 Monate zeigte in der univariaten Überlebensanalyse keine statistische Signifikanz ($P = 0{,}19$).

4. Ergebnisse

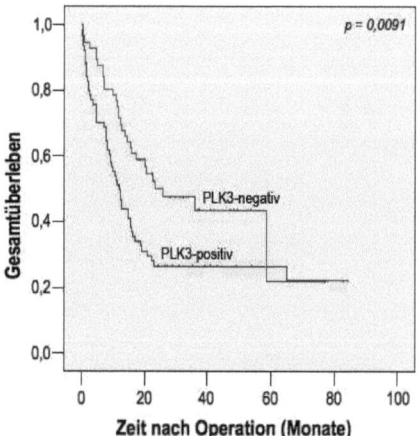

Abbildung 4.15: Überlebenskurve nach Kaplan-Meier in Abhängigkeit von der PLK3-Expression im Magenkarzinom (P-Wert mittels Log-rank-Test bestimmt).

4.3.4 Multivariate Überlebensanalyse unter Einschluss der PLK1-Expression

Die anhand der univariaten Überlebensanalyse als prognostisch signifikant identifizierten Parameter wurden mit Hilfe einer multivariaten Überlebensanalyse auf ihre Unabhängigkeit als Prognosefaktoren hin untersucht. In die Analyse eingeschlossen werden konnten somit das Tumorstadium, der Lymphknotenstatus und die Expression der PLK1. Der histologische Differenzierungsgrad der Karzinome sowie der Metastasenstatus und das Alter der Patienten zum Diagnosezeitpunkt wurden darüber hinaus ebenfalls berücksichtigt, da diese Faktoren trotz nicht erreichter Signifikanz in unserer Tumorkohorte bekanntermaßen relevanten Einfluss auf das Patientenüberleben beim Magenkarzinom haben können.

Als multivariat unabhängige Prognosefaktoren mit signifikantem Einfluss auf das Patientenüberleben stellten sich das Tumorstadium ($P = 0{,}013$) und der Nodalstatus ($P < 0{,}001$) heraus (Tabelle 4.7). Bei einem 95%-Konfidenzintervall von 1,14 bis 2,93 war das Relative Risiko für die

Tumorstadien pT3 und pT4 gegenüber den Stadien pT1 und pT2 auf 1,82 erhöht. Bezüglich des Lymphknotenstatus' konnte eine Zunahme des Relativen Risikos um 1,05 pro befallenem Lymphknoten bei einem 95% Konfidenzintervall von 1,02 bis 1,07 konstatiert werden. Das Alter der Patienten zum Diagnosezeitpunkt wies lediglich eine grenzwertige Signifikanz als unabhängiger Prognosefaktor auf ($P = 0{,}043$).

Für die Expression der PLK1 konnte in der multivariaten Überlebensanalyse hingegen kein signifikanter unabhängiger Einfluss auf das Gesamtüberleben der Patienten festgestellt werden. In der Gegenüberstellung von vorhandener und fehlender PLK1-Expression wurde lediglich ein P-Wert von 0,362 errechnet.

Ähnliche Ergebnisse lieferten der histologische Differenzierungsgrad und der Metastasenstatus bei Einbeziehung in die multivariate Analyse. Für den Differenzierungsgrad fand sich ein P-Wert von 0,384 für G3 gegenüber G1/G2, der Metastasenstatus zeigte einen P-Wert von 0,947 für die Gegenüberstellung von vorhandener und fehlender Fernmetastasierung.

4.3.5 Multivariate Überlebensanalyse unter Einschluss der PLK3-Expression

Die Überprüfung der prognostischen Signifikanz der PLK3-Expression in der multivariaten Überlebensanalyse erfolgte unter Einschluss derselben klinisch-pathologischen Parameter wie zuvor bei der PLK1 (Tabelle 4.8).

Auch diese Analyse wies das Tumorstadium ($P = 0{,}016$) und den Lymphknotenstatus ($P < 0{,}001$) als eindeutig signifikante unabhängige Prognosefaktoren aus. Das Patientenalter zum Diagnosezeitpunkt zeigte wiederum grenzwertige ($P = 0{,}041$), der histologische Differenzierungsgrad und der Metastasenstatus hingegen erneut keinerlei Signifikanz für das Patientenüberleben.

Weiterhin konnte in der multivariaten Überlebensanalyse kein signifikanter Einfluss der PLK3-Expression auf die Patientenprognose festgestellt werden ($P = 0{,}332$).

Beide PLK-Isoenzyme ließen also in der vorliegenden Studie hinsichtlich ihrer Expression keinen vom Tumorstadium und Nodalstatus eindeutig unabhängigen prognostischen Wert erkennen.

4. Ergebnisse

Tabelle 4.7: Multivariate Überlebensanalyse des Gesamtüberlebens unter Einschluss univariat signifikanter klinisch-pathologischer Parameter und der PLK1-Expression sowie des Patientenalters, des Metastasenstatus und des histologischen Differenzierungsgrades

Parameter	RR	95% CI	P-Wert (Cox-Regressionsmodell)
PLK1-Expression			
negativ	1,000		
positiv	1,245	0,777 - 1,996	0,362
Alter zum Diagnosezeitpunkt			
pro Jahr	1,017	1,001 - 1,034	0,043
Tumorstadium			
pT1/pT2	1,000		
pT3/pT4	1,823	1,135 - 2,929	0,013
Lymphknotenstatus			
pro positiver Lymphknoten	1,047	1,021 - 1,073	< 0,001
Metastasenstatus			
M0	1,000		
M1	1,026	0,479 - 2,198	0,947
Differenzierungsgrad			
G1/G2	1,000		
G3	1,249	0,757 - 2,063	0,384

4.4 Expression von PLK1 in kryokonservierten Magengewebeproben sowie in der Magenkarzinomzelllinie EPG85-257

Die aufgrund der immunhistochemischen Analyse gewonnenen Expressionsergebnisse für die PLK-Proteine wurden mit Hilfe der Immunoblottechnik insbesondere für die PLK1 überprüft. Durch die Anwendung des Western Blots konnte die Expression der PLK1 sowohl in der untersuchten Magenkarzinomzelllinie als auch in den kryokonservierten Proben von Normal- und Tumorgewebe des Magens detektiert werden.

Tabelle 4.8: Multivariate Überlebensanalyse des Gesamtüberlebens unter Einschluss univariat signifikanter klinisch-pathologischer Parameter und der PLK3-Expression sowie des Patientenalters, des Metastasenstatus und des histologischen Differenzierungsgrades

Parameter	RR	95% CI	P-Wert (Cox-Regressionsmodell)
PLK3-Expression			
negativ	1,000		
positiv	1,269	0,784 - 2,052	0,332
Alter zum Diagnosezeitpunkt			
pro Jahr	1,017	1,001 - 1,034	0,041
Tumorstadium			
pT1/pT2	1,000		
pT3/pT4	1,801	1,114 - 2,912	0,016
Lymphknotenstatus			
pro positiver Lymphknoten	1,049	1,023 - 1,075	< 0,001
Metastasenstatus			
M0	1,000		
M1	0,916	0,414 - 2,031	0,830
Differenzierungsgrad			
G1/G2	1,000		
G3	1,269	0,766 - 2,103	0,354

Von den 40 für die primäre Expressionsanalyse geeigneten tiefgefrorenen Gewebsproben wurden neun Fälle ausgewählt, in denen Autolyse bzw. Degradation am geringsten ausgeprägt waren. Die Ergebnisse sind im Folgenden dargestellt.

4.4.1 Expression von PLK1 in normaler Magenmukosa

Die aus dem tiefgefrorenen, homogenisierten Gewebe der normalen Magenschleimhaut isolierten Proteinextrakte ließen lediglich in einem von drei repräsentativen Fällen eine sehr schwache Expression von PLK1 erkennen. Im Western Blot zeigte sich in diesem Zusammenhang eine

4. Ergebnisse

schwach ausgeprägte Bande bei 68 kDa (Abb. 4.16). Darüber hinaus konnte im untersuchten kryokonservierten Normalgewebe keine eindeutige PLK1-Expression nachgewiesen werden.

Dieser Befund korrespondiert mit dem in der immunhistochemischen Analyse gefundenen niedrigen Expressionsniveau der PLK1 in normaler Schleimhaut bzw. der Beschränkung ihres Vorkommens auf einzelne Zellen in der normalen Magenmukosa.

4.4.2 Expression von PLK1 im Magenadenokarzinom

Im vorliegenden tiefgefrorenen Tumorgewebe konnten bei Untersuchung der isolierten Proteinextrakte folgende Expressionsmuster der PLK1 beobachtet werden: Von sechs repräsentativen Fällen wiesen im Western Blot drei Proben eine stark ausgeprägte 68-kDa-Bande als Zeichen eines hohen PLK1-Proteinlevels auf, zwei weitere zeigten eine schwache PLK1-Expression und einer der Tumoren ließ keine PLK1-Bande erkennen (Abb. 4.16). Dieses Ergebnis passt sehr gut zu den immunhistochemisch gefundenen Prozentzahlen PLK1-positiver Tumoren.

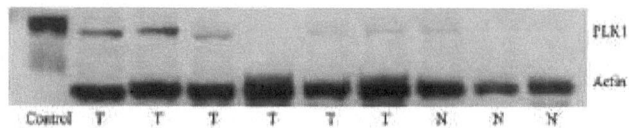

Abbildung 4.16: Expression von PLK1 (68 kDa) in kryokonservierten Proben von Normal- und Tumorgewebe des Magens (Linke Bahn = Kontrolle, T = Tumor, N = normale Magenmukosa).

4.4.3 Expression von PLK1 in der Magenkarzinomzelllinie

Neben dem kryokonservierten Magentumorgewebe zeigte auch die Zelllinie EPG85-257 eine Überexpression des PLK1-Proteins. Der Western Blot des aus der Zellkultur gewonnenen Proteinextrakts wies in diesem Fall ebenfalls eine deutliche Bande bei 68 kDa auf (Abb. 4.17).

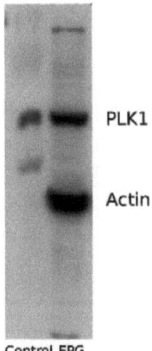

Abbildung 4.17: Expression von PLK1 (68 kDa) in der Magenkarzinomzelllinie EPG85-257 (Linke Bahn = Kontrolle, EPG = EPG85-257).

4.5 Immunfluoreszenzuntersuchung der Expression von PLK1 und PLK3 in EPG85-257

Die Immunfluoreszenzfärbung der kultivierten Magenkarzinomzellen am Monolayer diente dem qualitativen Nachweis der PLK-Proteine sowie der Überprüfung eventueller Unterschiede in der PLK-Expression während verschiedener Stadien des Zellzyklus'.

Abbildung 4.18A zeigt die Darstellung des PLK1-Proteins mittels indirekter Immunfluoreszenz im Konfokalmikroskop. Eine hohe Intensität der Fluoreszenzfärbung weisen hierbei insbesondere in der Teilung befindliche Magenkarzinomzellen auf, was einen Zusammenhang zwischen Mitoseaktivität und verstärkter PLK1-Expression nahelegt. Darüber hinaus findet sich jedoch auch im Zytoplasma von Tumorzellen ohne nachweisbare Teilungsfiguren eine feingranulär strukturierte Färbung für PLK1, die auf eine basale PLK1-Expression in der Magenkarzinomzelllinie hindeutet.

Bezüglich des PLK3-Proteins konnte in der indirekten Immunfluoreszenzdarstellung eine ausgeprägtere generelle Expression festgestellt werden. Nahezu alle Karzinomzellen zeigten eine starke, ebenfalls feingranuläre Fluoreszenzfärbung des Zytoplasmas (Abb. 4.18B). Dieser Be-

4. Ergebnisse

fund lässt sich mit einer allgemeinen Überexpression der PLK3 in der untersuchten Magenkarzinomzelllinie vereinbaren.

Die direkte Anfärbung der kultivierten Tumorzellen mit dem Fluorochrom DAPI (Abb. 4.18C und 4.18D) diente der Darstellung der Zellkerne bzw. des jeweils vorliegenden Mitosestadiums der nukleären DNA.

In Abbildung 4.18E und 4.18F ist schließlich eine Überlagerung der beiden Fluoreszenzdarstellungen gezeigt, die den Abgleich von PLK-Expression und Mitoseaktivität erleichtern soll.

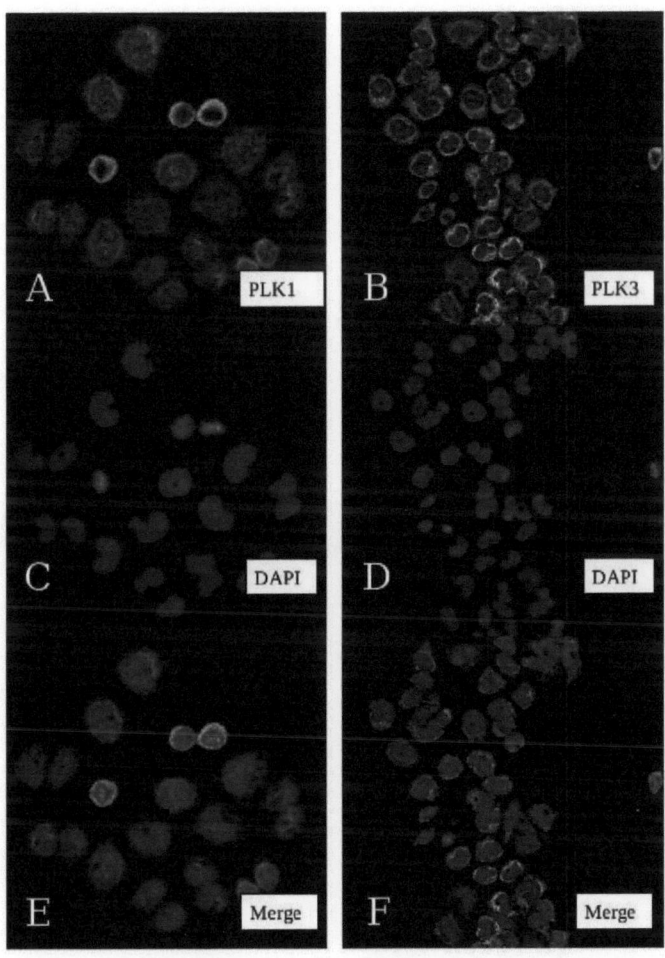

Abbildung 4.18: Indirekte Immunfluoreszenzdarstellung von PLK1 (A) und PLK3 (B) in der Magenkarzinomzelllinie EPG85-257, direkte Fluoreszenzfärbung der Zellkerne jeweils mit DAPI (C und D) sowie Überlagerung beider Fluoreszenzen (E und F).

5 Diskussion

5.1 Expression der PLK1 und PLK3 in Normal- und Tumorgewebe des Magens

5.1.1 Expression der PLK1 und PLK3 in Normalgeweben

Im Rahmen der vorliegenden Arbeit konnten immunhistochemisch unterschiedliche Expressionsmuster der PLK1 und 3 in Normal- und Tumorgewebe des Magens sowie in korrespondierenden Lymphknotenmetastasen nachgewiesen werden: Normale Magenschleimhaut exprimierte PLK1 und 3 nur in geringem Maße, eine Expression der PLK3 war hierbei hauptsächlich in den proliferationsaktiven Gewebskompartimenten der Mukosa detektierbar.

Die Expression des *plk1*-Gens in verschiedenen Zelllinien variiert während des Zellzyklus', wobei der Höhepunkt der mRNA-Transkription innerhalb der Mitosephase liegt und die Proteinexpression und -aktivität in der G1- und S-Phase niedrige, in der G2-Phase ansteigende und in der M-Phase maximale Werte zeigen.[105] In Normalgeweben mit sehr teilungsaktiven Zellpopulationen wie Plazenta, Milz, Ovar und Testis finden sich die höchsten mRNA-Levels der PLK1,[113] wohingegen die PLK1-Transkription in den adulten Geweben von Leber, Niere, Thymus, Lunge, Darm, Pankreas, Magen, Herz, Haut und Gehirn zumeist niedrig bis nicht detektierbar ist.[105] Interessanterweise ließ sich anders als in gesundem Hirngewebe im Gehirn von Alzheimer-Patienten eine erhöhte Expression des PLK1-Proteins nachweisen.[114]

Hinsichtlich der PLK3-Expression in Abhängigkeit vom Zellzyklusablauf liegen widersprüchliche Forschungsergebnisse vor: Während frühere Untersuchungen z. T. eine erhöhte Proteinexpression zu Beginn der

5. Diskussion

Mitosephase,[89] z. T. aber auch konstante Proteinlevel während des Zellzyklus'[90] festgestellt hatten, fand eine neuere Studie eine zellzyklusabhängige Regulation der PLK3-Expression mit maximalen Proteinkonzentrationen am Ende der G1-Phase,[88] was mit der Beobachtung einer erhöhten PLK3-Transkription in der frühen G1-Phase[107,115] kongruiert. Insgesamt wird PLK3-mRNA in den meisten adulten Geweben eher gering exprimiert. Eine Untersuchung an murinen Normalgeweben zeigte die höchsten mRNA-Level in Haut, Lunge und Gehirn,[116] in humanen Geweben konnte eine verstärkte mRNA-Expression in Plazenta, Ovar und Lunge festgestellt werden.[107]

5.1.2 Expression der PLK1 und PLK3 im Magenkarzinom und anderen malignen Tumoren

In zahlreichen Tumoren wurde von anderen Autoren teils auf RNA-, teils auf Proteinebene eine deutliche Expression der PLK1 beschrieben. Im Gegensatz zu den meisten Normalgeweben konnte in etlichen soliden Tumoren eine Überexpression der PLK1 festgestellt werden, wobei nichtkleinzellige Bronchialkarzinome,[117] Plattenepithelkarzinome von Kopf und Hals,[118] Endometrium-[119] und Pankreaskarzinome[120] sowie Hepatoblastome[103,121] und Melanome[122] deutlich erhöhte mRNA-Level zeigten und oropharyngeale Karzinome,[123] papilläre Schilddrüsenkarzinome,[124] Kolon-,[125] Pankreas-,[120] Prostata-,[126] Ovarial-,[110] Endometrium-,[119] und Mammakarzinome[111] sowie maligne Gliome[127] eine verstärkte Expression des PLK1-Proteins aufwiesen.

In bestimmten Tumorzelllinien ließ sich allerdings eine herabgesetzte Konzentration des PLK1-Proteins nachweisen, was auf eine gestörte Interaktion der PLK1 mit dem Hitzeschockprotein Hsp90 zurückgeführt werden konnte. Zugrundeliegend sind in diesen Fällen Mutationen derjenigen *plk1*-Genregionen, die für die C-terminale Region des PLK1-Proteins kodieren, in der sich u. a. die Polo-Box-Domäne befindet, wodurch die Bindung der PLK1 an das Chaperon verhindert und das PLK1-Protein destabilisiert wird.[128]

Für Magen- bzw. Ösophaguskarzinome gelang Tokumitsu *et al.* der Nachweis einer erhöhten Expression von PLK1 bereits auf RNA-Ebene,[129] Kanaji *et al.* nachträglich zusätzlich auf Proteinebene.[130] In der vorliegenden Arbeit konnte erstmals eine Überexpression sowohl von PLK1- als auch PLK3-Protein in Magenkarzinomen gezeigt werden. Diese Beobachtung korrespondiert mit dem bereits beschriebenen Zusammenhang zwischen der proliferativen Aktivität eines Gewebes und seiner PLK1-Expression, wobei die postulierten Funktionen der PLK1 im Zellzyklus eine Assoziation von Expressionsintensität des Enzyms und Proliferationsausmaß des entsprechenden Gewebes plausibel erscheinen lassen. Allerdings scheint die verstärkte Enzymexpression in den untersuchten Tumoren nicht ausschließlich Folge einer gesteigerten Proliferation zu sein, da in einigen Tumoren nahezu 100% der Zellen PLK exprimierten und derart hohe Proliferationsraten für das Magenkarzinom nicht beschrieben sind. Vielmehr bleibt zu diskutieren, ob hier eine aberrante Überexpression der PLK1 mit zu der erheblich gesteigerten Proliferation in einigen Tumoren beigetragen hat.

Die Expression der PLK3 wurde in stärker proliferierenden Geweben, d. h. in verschiedenen Tumoren sowohl auf RNA- als auch auf Proteinebene z. T. als herabgesetzt beschrieben, andere Tumorentitäten wiesen allerdings eher eine PLK3-Überexpression auf. Karzinome von Lunge,[107] Uterus und Harnblase[103] sowie Plattenepithelkarzinome von Kopf und Hals,[108] aber auch chemisch induzierte Kolonkarzinome bei Ratten[109] zeigten beispielsweise eine herunterregulierte mRNA-Expression, wohingegen dies in humanen Hepatoblastomen und Magenkarzinomen z. T. nicht festgestellt werden konnte.[103] Auf der anderen Seite ließ sich das PLK3-Protein in Ovarial-[110] und Mammakarzinomen[111] im Gegensatz zu den entsprechenden Normalgeweben verstärkt detektieren.

Für die im Magenkarzinomkollektiv der vorliegenden Studie festgestellte Überexpression des PLK3-Proteins sind mehrere Erklärungen möglich: Geht man von einer tumorsuppressiven Funktion der PLK3 aus, ist eine Aktivierung des *plk3*-Gens mit verstärkter Expression und pathologischer Akkumulation des Enzyms während der Onkogenese, ähnlich dem p53-Protein,[131] denkbar. Nimmt man allerdings eher eine proliferationsfördernde als eine tumorsuppressive Rolle der PLK3 im Zellzyklus an, ist die beobachtete Überexpression der Kinase im Tumorgewebe zwanglos zu erklären. Hinweise auf eine funktionelle Relevanz der PLK3 während der Mitosephase liefern die Ergebnisse verschiedener Arbeiten, die z. B. eine Interaktion des Enzyms mit Cdc25a,[81] b und c zu Beginn der Mitose,[82,83] eine Beteiligung an der Fragmentierung des Golgi-Apparates[84,85] und am Ablauf der Zytokinese[86] sowie eine Regulation

5. Diskussion

der Mikrotubulianordnung und Zentrosomenfunktion[87] feststellen konnten. Weiterhin konnte in der vorliegenden Arbeit gezeigt werden, dass Magenschleimhaut, in der sich im Rahmen einer chronischen Gastritis eine intestinale Metaplasie entwickelt hat, verstärkt PLK1 und 3 exprimiert. Es ist vorstellbar, dass innerhalb der Mukosazellen vom intestinalen Typ, welche mit hoher Wahrscheinlichkeit Vorläufer von Magenkarzinomzellen darstellen, veränderte Signaltranduktionswege auftreten, die zu einer PLK-Akkumulation und damit zu einem abnormen Wachstumsverhalten führen können. Andererseits könnte die verstärkte Detektierbarkeit der PLK-Isoformen im Magengewebe mit intestinaler Metaplasie auch auf eine sekundäre Akkumulation der Enzyme in den intestinal differenzierten Zellen zurückzuführen sein, die im Rahmen einer erhöhten Proliferationsaktivität des metaplastischen Gewebes auftritt. Unterstützende funktionelle Forschungsergebnisse liegen allerdings für beide Theorien nicht vor, so dass weiterführende Untersuchungen erforderlich sind.

In der vorliegenden Arbeit wurde weiterhin erstmalig eine immunhistochemische Analyse der Expression von PLK1 und 3 in den zum Primärtumor gehörigen Lymphknotenmetastasen durchgeführt. Die Ergebnisse dieser Untersuchung korrespondieren weitgehend mit den Expressionsdaten der PLK1 und 3 in den primären Magenkarzinomen, was zunächst prinzipiell nicht überrascht, da es sich bei Primärtumor und Metastase grundsätzlich um das gleiche Tumorgewebe handelt. Im Wilcoxon-Test fand sich allerdings in den untersuchten Lymphknotenmetastasen eine signifikant stärkere PLK3-Expression als im entsprechenden primären Magentumor. Dieses Phänomen könnte zum einen mit dem Neuauftreten oder dem Verlust bestimmter Differenzierungsmerkmale der Tumorzellen im metastatischen Gewebe erklärt werden, die in der Konsequenz eine verstärkte Proliferation in der Metastase und damit eine erhöhte PLK3-Expression bedingen könnten. Zum anderen ist die bereits beschriebene PLK3-Beteiligung an bestimmten Adhäsionsvorgängen der (Tumor)zellen durch Interaktion mit dem aktinbindenden Adhäsionsmolekül Tensin2[96] bzw. F-Aktin[97] als Mechanismus für die Beeinflussung des Invasions- und Migrationsverhalten der Tumorzellen denkbar.

Darüber hinaus konnte in der vorliegenden Studie eine hochsignifikante Beziehung der Expressionsdaten von PLK1 und 3 festgestellt werden. Die hohe Ähnlichkeit der Expressionsmuster beider Isoenzyme suggeriert ähnliche oder sogar redundante Funktionen im Zyklus normal bzw. pathologisch proliferierender Zellen sowie eine gemeinsame übergeordnete Regulation.

5.2 Korrelation der PLK-Expression mit klinisch-pathologischen Parametern

In der vorliegenden Arbeit wurden erstmals immunhistochemisch gewonnene Expressionsdaten von PLK1 und 3 im Magenadenokarzinom mit klinisch-pathologischen Parametern dieser Tumorentität korreliert, die eine etablierte prognostische Relevanz besitzen.

5.2.1 Korrelation der PLK1-Expression mit klinisch-pathologischen Parametern

Eine signifikant häufigere (Über)expression der PLK1 fand sich in Karzinomen von Patienten, die zum Zeitpunkt der Diagnosestellung älter als 65 Jahre waren, in lokal weiter fortgeschrittenen Magenkarzinomen, in Karzinomen mit ausgedehnterer regionaler Lymphknotenmetastasierung und in Tumoren mit diffusem Wachstumsmuster nach Laurén. Karzinome, die eine Lymphgefäßinvasion zeigten und die histologisch gering differenziert waren, ließen ebenfalls häufiger eine PLK1-(Über)expression erkennen, ohne dass dieser Zusammenhang jedoch eine statistische Signifikanz aufwies. Eine Korrelation von PLK1-Expression und Blutgefäßinvasion bzw. Fernmetastasierung der Karzinome ließ sich nicht feststellen.

Zusammenfassend zeigte sich also in der vorliegenden Studie eine positive, teils signifikante Korrelation der Überexpression von PLK1 mit Parametern, die eine lokale Progression, Invasion und Migration, eine regionale Metastasierung sowie eine histologische Entdifferenzierung der entsprechenden Tumoren anzeigen.

Da für Magenkarzinome vom intestinalen und vom diffusen Typ nach Laurén Unterschiede im biologischen Verhalten und bezüglich des genetischen Hintergrundes angenommen werden, ist die beobachtete Beziehung zwischen PLK1-Expression und Tumorwachstumsmuster sehr interessant. Eine signifikant stärkere PLK1-Positivität fand sich vor allem in Magenkarzinomen mit nicht-kohärentem, diffusem Wachstum;

5. Diskussion

von einem Verlust der Zell-Zell-Adhäsion ist demnach eher in PLK1-überexprimierenden Tumoren auszugehen. Dieser Veränderung der zellulären Interaktion liegt möglicherweise die Beteiligung der PLK-Isoenzyme an der Reorganisation des Zytoskeletts zu Grunde.[44] Insbesondere die postulierte Rolle der Polo-like-Kinasen bei der Umstrukturierung der Mikrotubulianordnung in proliferierenden Zellen erscheint in diesem Zusammenhang relevant. Daneben ist aber auch eine verstärkte Bildung invasions- und migrationsrelevanter Enzyme durch das Tumorgewebe als Folge einer Überexpression der PLK-Isoformen möglich, die ein diffuses Wachstumsmuster fördern könnte.

Dieser Zusammenhang zwischen einem diffusen Tumorwachstum bzw. einer geringeren Gewebsdifferenzierung und einer Überexpression von PLK1 deutet auf ein verstärktes Potenzial der entsprechenden Tumoren zur Invasion und Metastasierung sowie zu einer erhöhten Proliferationsaktivität hin, was eine kausale Beziehung zwischen der PLK1-Expression und der Tumorgewebsproliferation nahelegt.

Andere Expressionsstudien konnten ebenfalls Korrelationen einer Überexpression der PLK1 mit klinisch-pathologischen Parametern aufdecken, die mit einer lokalen Progression und Invasion sowie einer Metastasierung und histologischen Entdifferenzierung der jeweiligen Tumorentitäten assoziiert sind. In Kolonkarzinomen beispielsweise korrelierte eine verstärkte Expression des PLK1-Proteins signifikant positiv mit dem Dukes-Stadium, dem WHO-Tumorstadium und dem Nodalstatus,[125] in Prostatakarzinomen mit dem Gleason-Score.[126] Weiterhin fand sich eine signifikant positive Korrelation einer regionalen Metastasierung von Plattenepithelkarzinomen des Kopfes und Halses[118] sowie des metastatischen Potenzials von Melanomen[122] mit einer PLK1-Überexpression der entsprechenden Tumoren. Darüber hinaus ließ sich ein signifikanter Zusammenhang zwischen verstärkter PLK1-Expression und histologischer Entdifferenzierung von Mammakarzinomen[111] und Endometriumkarzinomen[119] feststellen. Mamma-[111] und Ovarialkarzinome[110] exprimierten überdies auch signifikant häufiger Ki67 als Marker einer erhöhten Proliferationsaktivität bei gleichzeitiger PLK1-Überexpression.

5.2.2 Korrelation der PLK3-Expression mit klinisch-pathologischen Parametern

Eine (Über)expression des PLK3-Proteins fand sich signifikant häufiger in lokal weiter fortgeschrittenen Magenkarzinomen und in Karzinomen mit ausgedehnterer regionaler Lymphknotenmetastasierung. Tumoren, die eine Lymphgefäßinvasion aufwiesen, exprimierten ebenfalls häufiger PLK3, allerdings ohne statistisch signifikanten Zusammenhang. Die PLK3-Expression zeigte keinerlei Korrelation mit der Blutgefäßinvasion und dem Fernmetastasierungsstatus der Karzinome sowie deren Wachstumsmuster nach Laurén und ihrem histologischen Differenzierungsgrad.

Die fehlende Korrelation der PLK3-Expression mit dem Wachstumsmuster nach Laurén sowie dem histologischen Differenzierungsgrad der Tumoren erscheint hierbei etwas ungewöhnlich. Geht man von einer regulatorischen Rolle der PLK3 bei der Zytoskelettorganisation[87] bzw. einer Beeinflussung von zellulären Adhäsionsmolekülen[97] durch die PLK3 aus, wäre eine verstärkte PLK3-Expression eher in diffus wachsenden Magenkarzinomen zu erwarten gewesen, da aus einer Veränderung zellulärer Strukturproteine auch ein Verlust der Zell-Zell-Adhäsion resultieren könnte. Der fehlende Zusammenhang dieser Parameter könnte darauf zurückgeführt werden, dass die PLK3 gegenüber der PLK1 innerhalb der Zytoskelettorganisation in proliferierenden Zellen eine eher untergeordnete Rolle spielt.

Insgesamt korrelierte die PLK3-Expression zwar mit einer geringeren Anzahl prognostisch relevanter Parameter, eine Verbindung zwischen der Proteinexpression und der lokalen Progression sowie der regionalen Metastasierung des Tumorgewebes scheint jedoch auch hier zu bestehen, auch wenn eine kausale Beziehung zur Proliferation des Tumorgewebes nicht sicher zu belegen ist. Andere Expressionsanalysen konnten hingegen bereits eine signifikante Korrelation einer verstärkten PLK3-Proteinexpression mit einer höheren Proliferationsaktivität (Ki67-Expression) von Ovarial-[110] und Mammakarzinomen[111] sowie einer Blutgefäßinvasion und histologischen Entdifferenzierung von Mammakarzinomen[111] zeigen.

5. Diskussion

5.3 PLK1 und PLK3 als Prognosemarker

Im Rahmen der vorliegenden Arbeit wurde weiterhin erstmals der Einfluss der immunhistochemisch bestimmten Expression von PLK1 und 3 auf die Überlebenswahrscheinlichkeit von am Magenkarzinom erkrankten Patienten untersucht.

Konventionelle, bereits etablierte Marker einer ungünstigen Prognose beim Magenkarzinom wie das Tumorstadium und der Lymphknotenstatus zeigten auch im Kollektiv der vorliegenden Studie einen hochsignifikanten, unabhängigen Einfluss auf das mittlere Überleben der Patienten in der univariaten sowie der multivariaten Überlebensanalyse, was die Prognoserelevanz dieser Parameter bestätigt und die Repräsentativität des neu zusammengestellten Kollektivs belegt.

5.3.1 Univariate Überlebensanalyse

Tokumitsu et al. beschrieben in der zuvor erwähnten Studie[129] zwar eine Überexpression von PLK1-mRNA in Magen- und Ösophaguskarzinomen, ein Zusammenhang zwischen der PLK1-Überexpression und der Prognose der erkrankten Patienten konnte in dieser Arbeit allerdings nur für Karzinome des Ösophagus', nicht jedoch des Magens festgestellt werden.

In der vorliegenden Studie hingegen korrelierte die (Über)expression des PLK1- und 3-Proteins in Magenkarzinomen mit einer signifikant schlechteren Prognose der erkrankten Patienten. Darüber hinaus war auch die (Über)expression von PLK1- und 3-Protein in den korrespondierenden Lymphknotenmetastasen der Magenkarzinome mit einer verminderten Überlebenswahrscheinlichkeit der Patienten assoziiert, dieser Zusammenhang wies allerdings keine Signifikanz auf.

Die Bestimmung der PLK1- und 3-Expression auf Proteinebene ermöglicht also in gewisser Hinsicht eine Aussage bezüglich des mittleren Überlebens von Patienten, die an einem Magenkarzinom erkrankt sind.

5.3.2 Multivariate Überlebensanalyse

In der multivariaten Überlebensanalyse ergab sich eine unabhängige prognostische Relevanz des Tumorstadiums und des Lymphknotenstatus', wenn diese beiden Parameter sowie das Patientenalter, der Fernmetastasenstatus, der histologische Differenzierungsgrad und die Expression von PLK1 bzw. PLK3 in die Analyse eingeschlossen wurden. Die Relevanz wichtiger konventioneller Prognosefaktoren konnte somit in unserem Patientenkollektiv bestätigt werden.

Die Expression von PLK1 bzw. PLK3 ließ sich im Kollektiv der vorliegenden Studie allerdings nicht als unabhängiger Prognosemarker für Patienten mit Magenkarzinomen etablieren, im Gegensatz zu den Ergebnissen der später durchgeführten Untersuchung von Kanaji et al.,[130] die eine PLK1-Überexpression im Magenkarzinom als unabhängigen Prognosefaktor herausstellte. Eine mögliche Erklärung für die fehlende Signifikanz des Ergebnisses der multivariaten Überlebensanalyse könnte die zuvor festgestellte hochsignifikante statistische Korrelation der PLK1- und PLK3-Expression mit dem Tumorstadium und dem Lymphknotenstatus darstellen, d. h. es dürfte eine statistische Abhängigkeit der PLK1- und 3-Expression von diesen unabhängigen Prognosefaktoren bestehen. Insgesamt ist festzuhalten, dass eine Überexpression von PLK1 und 3 im Magenkarzinom zwar eine prognostische Aussage für die daran erkrankten Patienten zulässt, der Expressionsstatus dieser Enzyme jedoch auf Grundlage der hier vorliegenden Untersuchung nicht als unabhängiger Prognosemarker fungieren kann.

In früheren Studien korrelierte eine Überexpression von PLK1 in nichtkleinzelligen Bronchialkarzinomen,[117] oropharyngealen Karzinomen,[123] Plattenepithelkarzinomen von Kopf und Hals,[118] Ovarialkarzinomen[110] und nicht fernmetastasierten Kolonkarzinomen[125] sowohl in der univariaten als auch der multivariaten Überlebensanalyse signifikant mit einer ungünstigeren Prognose der Patienten, so dass die PLK1-Expression für diese Tumoren als unabhängiger prognostischer Marker betrachtet werden kann. Für Pankreas-,[132] Prostata-[126] und Mammakarzinome[111] ließ sich hingegen kein prognostischer Einfluss einer PLK1-Überexpression im Tumorgewebe nachweisen.

Eine Überexpression des PLK3-Proteins wies allerdings in der zuletzt genannten Arbeit sowohl in der univariaten als auch in der multivariaten Überlebensanalyse einen signifikanten negativen prognostischen Einfluss bei Mammakarzinompatientinnen auf.[111] In Ovarialkarzinomen korrelierte eine PLK3-Überexpression hingegen nur in der univariaten Überlebensanalyse signifikant negativ mit der Prognose der Patientinnen.[110]

5. Diskussion

5.4 Unterstützende Ergebnisse aus Immunoblot- und Immunfluoreszenzuntersuchungen

Zur Überprüfung der immunhistochemisch gewonnenen Expressionsdaten wurden für das PLK1-Protein an kryokonservierten Proben von Normal- und Tumorgewebe des Magens aus der Schnellschnittdiagnostik sowie an einer Magenkarzinomzelllinie Western-Blot-Untersuchungen durchgeführt. Eine starke Expression des PLK1-Proteins konnte sowohl im Tumorgewebe der tiefgefrorenen Proben als auch in den Magenkarzinomzellen bestätigt werden. Im Vergleich zur normalen Magenmukosa der kryokonservierten Gewebsproben, die nur ein sehr niedriges Expressionsniveau des PLK1-Proteins aufwiesen, fand sich eine deutlich stärker detektierbare Proteinexpression im Tumorgewebe und in den Magenkarzinomzellen.

Diese Ergebnisse korrespondieren mit den Befunden der PLK1-Expression aus der immunhistochemischen Analyse, die eine Beschränkung der Proteinexpression auf bestimmte Gewebskompartimente in der normalen Magenmukosa bzw. eine Überexpression in einem Teil der Tumoren zeigten. Die immunhistochemischen Untersuchungsergebnisse des PLK1-Expressionsmusters konnten somit validiert werden.

Daneben wurden in der bereits erwähnten Magenkarzinomzelllinie die Expressionsmuster des PLK1- und des PLK3-Proteins mit Hilfe der indirekten Immunfluoreszenz untersucht. Die Beobachtung einer intensiven Anfärbung des PLK1-Proteins im Zytoplasma sich teilender Magenkarzinomzellen bestätigt den postulierten Zusammenhang zwischen einer erhöhten Teilungsaktivität im Rahmen einer stärkeren Gewebsproliferation und der PLK1-Überexpression in Tumoren. Allerdings fanden sich auch Hinweise auf eine basal erhöhte PLK1-Expression in der untersuchten Zelllinie, da sich auch in mitotisch nicht aktiven Karzinomzellen eine schwache PLK1-Expression detektieren ließ.

Für die PLK3 konnte in der Zelllinie eine insgesamt ausgeprägtere zytoplasmatische Proteinexpression festgestellt werden. Die in nahezu allen Magenkarzinomzellen kräftig detektierbare Immunfluoreszenzfärbung von PLK3 korrespondiert mit der immunhistochemisch nachgewiesenen allgemeinen Überexpression des PLK3-Proteins im Magenkarzinomgewebe. Somit lässt sich das Ergebnis der immunhistochemischen

Analyse einer Überexpression von PLK1- und 3 auch mit Hilfe der Immunfluoreszenzuntersuchung bestätigen.

Die in anderen Studien[133] im Verlauf einer Mitosephase beschriebene Lokalisation der PLK1 an den Zentrosomen, den Spindelpolen und später dem Spindelzentrum konnte in der vorliegenden Arbeit nicht gezeigt werden. Dieses abweichende Ergebnis dürfte methodisch bedingt sein, da keine Synchronisierung des Zellzyklus' der proliferierenden Magenkarzinomzellen erfolgte und sich deshalb immer nur einzelne Zellen in Teilung befanden, was die Zuordnung zum jeweiligen Zyklusstadium erschwerte, zumal in der hier durchgeführten orientierenden Expressionsanalyse die subzelluläre Lokalisation der Färbesignale nicht dezidiert bestimmt wurde.

5.5 Therapeutische Ansätze und therapeutischer Ausblick

Wie bereits beschrieben, geht man aufgrund der PLK1-Überexpression in vielen Tumoren und der in vielen Entitäten nachweisbaren prognostischen Relevanz für die Erkrankten von einer Beteiligung des Proteins an der Karzinogenese bzw. der Tumorprogression aus. Da die PLK1 zu einer Familie krankheitsrelevanter Proteinkinasen gehört und ihre Aktivität durch verschiedene Substanzen gezielt beeinflusst werden kann, stellt die Inhibition dieses Enzyms einen vielversprechenden therapeutischen Ansatz für neue Krebstherapien dar. Die PLK1 besitzt zwei funktionell wichtige Zielsequenzen: die konservierte Kinasedomäne und die für Polo-like-Kinasen typische PBD. Durch gezieltes therapeutisches Ausschalten der entsprechenden Domänen ist eine PLK1-Inhibition unterschiedlicher Spezifität möglich.

Um die Wirkung auf den Zellzyklus zu untersuchen, wurden bereits früh Ansätze zur Inhibition der PLK1-Funktion in Säugerzellen entwickelt.[134] Man beobachtete zunächst die Veränderungen in verschiedenen Zelllinien nach Injektion PLK1-spezifischer Antikörper. In HeLa-Zellen fanden sich hierbei vermehrt morphologisch aberrante Zellen sowie eine Hemmung der Proliferation. Die Zellen zeigten monoastrale Mikrotubulianordnungen mit einem einzelnen Organisationszentrum und kleine, ungeteilte Zentrosomen sowie kondensierte Chromosomen, was zur Annahme einer Beteiligung der PLK1 an der Zentrosomenrei-

5. Diskussion

fung und dem akkuraten Aufbau der bipolaren Spindel führte. Eine Injektion von PLK1-Antikörpern in Hs68-Fibroblasten zeigte andererseits, dass vorhandene Interphasezellen nicht in die Mitose eintraten. Der beobachtete G2-Arrest in diesen normalen Zellen wurde mit einer intakten Kontrollpunktfunktion der Fibroblasten im Gegensatz zu den karyotypisch bereits abnormen HeLa-Zellen begründet.[44]

Mit Hilfe der viralen Expression dominant-negativer PLK1 konnte eine funktionelle PLK1-Inhibition erzielt werden, die in zwei von zehn Tumorzelllinien den Phänotyp einer mitotischen Katastrophe mit Einleitung einer Apoptosereaktion hervorrief. In normalen epithelialen Zellen bewirkte die Expression dominant-negativer PLK1 zwar eine herabgesetzte Proliferation, die Zentrosomenreifung lief jedoch normal ab bei minimaler apoptotischer Reaktion. Diese Beobachtungen ließen den Begriff einer „tumorspezifischen Apoptose" aufkommen und implizieren eine variierende Abhängigkeit verschiedener Zelltypen von der PLK1-Funktion.

Unterstützende Ergebnisse hierfür erbrachten Untersuchungen an den hERT-RPE1- und MCF10A-Zellen, die sich weniger empfindlich gegenüber einer PLK1-Depletion zeigten als HeLa-Zellen: In PLK1-depletierten normalen Zellen konnte keine Veränderung des Proliferationsverhaltens bzw. kein Mitosearrest festgestellt werden, während das Ausmaß der mitotischen Defekte in Tumorzellen vom Grad der PLK1-Hemmung abhängig war. Darüber hinaus wiesen p53-defiziente Krebszellen eine höhere Empfindlichkeit gegenüber einer *plk1*-Depletion auf als Krebszellen mit intaktem p53-Genprodukt.

Weiterhin wurden Versuche unter Verwendung spezifischer Phosphorothioat-Antisense-Oligonukleotide (ASOs) durchgeführt, um die Translation des PLK1-Proteins zu blockieren. Hierbei erfolgte die Suppression der PLK1-Expression in verschiedenen Tumorzelllinien dosisabhängig und sequenzspezifisch. In den jeweiligen Zellkulturen fand sich eine reduzierte Kinaseaktivität der PLK1 mit antiproliferativem Effekt.

In einer anderen Untersuchung wurden sog. short-interfering-RNAs (siRNAs) zur Ausschaltung der PLK1-Funktion eingesetzt. Auf diese Weise konnte in zahlreichen Tumorzelllinien eine dramatische Reduktion der Proliferation sowie eine Erhöhung der Apoptoserate beobachtet werden; der Einsatz von PLK1-siRNA in normalen humanen Zelllinien verminderte zwar auch die Zellteilungsrate, Apoptosen traten jedoch nicht vermehrt auf. Das Ausschalten der PLK1 durch siRNA führt auch *in vivo* nachweislich zu einer Suppression des Tumorwachstums, problematisch ist hierbei allerdings, dass siRNA-Moleküle aufgrund der Empfindlichkeit gegenüber den entsprechenden Nukleasen oft kaum in die Zielzellen hinein gelangen. In diesem Zusammenhang konnte durch ein effizientes Einbringen siRNA-exprimierender Vektoren gegen PLK1 in Nacktmäusen eine deutliche Hemmung des Tumorwachstums gezeigt werden.[134]

Eine Inaktivierung krankheitsrelevanter Proteinkinasen wird *in vivo* oft durch ATP-kompetitive Kleinmolekül-Inhibitoren erreicht, die die enzymatische Aktivität durch Blockierung der ATP-Bindungsstelle der Kinase hemmen. Ein erhebliches Problem stellen hierbei Resistenzen dar, die durch Mutationen der Kinasedomäne entstehen, weshalb inzwischen eher eine Kompetition der Inhibitoren mit den Substraten der Kinasen und nicht mit ATP angestrebt wird. Im Hinblick auf die hohe strukturelle Ähnlichkeit der ATP-bindenden Domänen von Proteinkinasen stellt die Identifikation PLK1-spezifischer ATP-kompetitiver Inhibitoren eine Herausforderung dar.

Substanzen wie Scytonemin, Staurosporin und Purvalanol A besitzen eine hemmende Wirkung auf ein breites Spektrum unterschiedlicher Proteinkinasen, wobei auch eine Inhibition der PLK1-Aktivität *in vitro* beobachtet werden konnte. Dabei dürften überwiegend ATP-kompetitive, im Falle von Scytonemin auch nicht-kompetitive Mechanismen aktiv sein. Eine Unterdrückung der PLK1-Funktion ließ sich auch durch Anwendung des Phosphatidylinositol-3-Kinase-Inhibitors Wortmannin erzielen, andere Hemmstoffe der PI3K wie die Flavonoide Morin und Quercetin zeigten *in vitro* sogar eine stärkere inhibitorische Wirkung auf PLK1 als auf PI3K. Generell sind die genannten Substanzen aufgrund ihrer geringen Spezifität für die PLK1 jedoch nicht als therapeutische Inhibitoren geeignet.[134,135]

Weitere Hemmstoffe der PLK1 mit geringer bis mäßiger Spezifität *in vitro* stellen DAP-81, das reversible Veränderungen der Mitosespindel verursacht, und das Benzothiazol-N-Oxid BTO1/Cyclaporin1 dar, das in HeLa- und *Drosophila*-S2-Zellen zum Teil Zusammenbrüche der Mitosespindeln hervorruft.[135]

Eine hohe Potenz als PLK1-Inhibitor *in vitro* besitzt das Dihydropteridinon BI2536, das zwar in geringerem Maße auch die Aktivität der Polo-like-Kinasen 2 und 3 hemmt, im Vergleich mit 63 anderen Proteinkinasen jedoch hochspezifisch auf die PLK1 wirkt. BI2536 hemmt

5. Diskussion

die Proliferation in zahlreichen humanen Tumorzelllinien, wobei die Tumorzellen im Stadium der Pro-Metaphase verbleiben und oftmals eine aberrante Anzahl von Mitosespindeln ohne klare Polarisierung sowie eine Fehlanordnung ihrer Chromosomen mit anschließender Apoptosereaktion zeigen. In Xenograftmodellen menschlicher Karzinome in immundefizienten Mäusen konnte darüber hinaus nach BI2536-Gabe eine starke Hemmung des Tumorwachstums oder sogar ein Tumorregress bei massiver Apoptosereaktion der Tumorzellen festgestellt werden, so dass BI2536 inzwischen mit dem Ziel einer Etablierung als Chemotherapeutikum in klinischen Studien geprüft wird. Als wichtigste Nebenwirkung konnte hierbei eine dosisabhängige reversible Neutropenie beobachtet werden.[134] Weitere hochspezifische PLK1-Inhibitoren *in vitro* sind das Thiazolidinon TAL und das Thiophen-Benzimidazol „Compound1".[135]

Neben Untersuchungen, die ATP-kompetitive Kleinmoleküle zur Inhibition der PLK1 verwenden, existiert auch ein sogenannter chemisch-genetischer Ansatz: Die genetische Substitution einer einzelnen Aminosäure innerhalb der ATP-Bindungsstelle der PLK1 bewirkt, dass nur noch ein bestimmtes ATP-Analogon als Bindungspartner und somit als ATP-kompetitiver Inhibitor fungieren kann. Da so nur die jeweils mutierte Kinase beeinflusst wird, erreicht man mit dieser Methode eine sehr hohe Spezifität des verwendeten Inhibitors.[135]

Daneben bieten aber auch nicht-ATP-kompetitive PLK1-Inhibitoren vielversprechende Möglichkeiten, insbesondere wenn die Polo-Box-Domäne durch Kleinmoleküle blockiert werden könnte. Hinter diesem Ansatz verbirgt sich das Prinzip einer gezielten Kompetition mit PLK1-Substraten und nicht mit ATP, was wiederum eine hohe Spezifität der Inhibition garantieren würde.[134]

Als weiterer PLK1-Inhibitor mit nicht-ATP-kompetitivem Wirkungsprinzip wurde vor einigen Jahren die Substanz ON01910 beschrieben, in späteren Studien fand sich allerdings eine nur sehr geringe Hemmung der PLK1 *in vitro*, wobei die beobachteten Veränderungen nicht mit den Wirkungen anderer PLK1-Inhibitoren korrelierten, jedoch für eine Beeinflussung der Mikrotubulidynamik durch ON01910 sprechen.[135] Da diese Substanz eine Substrat-kompetitive Hemmung bestimmter Proteinkinasen bewirkt, geht man von einer Blockierung der Kinasedomäne durch Bindung von ON01910 an die Peptidbindungsstelle der entsprechenden Kinase aus.[134] Eine Anwendung der Substanz als therapeutischer PLK1-Inhibitor erscheint aufgrund der nicht ausreichenden Spezifität für PLK1 nicht sinnvoll. Um beim therapeutischen Einsatz von PLK1-Inhibitoren eine zusätzliche Hemmung anderer Mitglieder der humanen Polo-Familie weitgehend auszuschließen, deren Funktionen bisher nicht vollständig geklärt sind, sollte diese hohe PLK1-Spezifität gewährleistet sein. Die Folge einer Inhibition von PLK2 und 3 könnte u. a. eine Störung der Kontrollpunktfunktionen im Zellzyklus sein.

Weiterhin ist eine genaue Charakterisierung der Toxizitätsprofile von PLK1-Inhibitoren von großer Wichtigkeit; zu erwarten sind ähnliche Nebenwirkungen wie bei der Anwendung anderer Mikrotubuli-Inhibitoren wie z. B. den Taxanen und den Vinca-Alkaloiden. Bei diesen Substanzen werden in erster Linie Überempfindlichkeitsreaktionen sowie neuro- und hämatotoxische Veränderungen beobachtet, deren Ausmaß es auch bei den PLK1-Inhibitoren zu bestimmen gilt. Darüber hinaus sollte auch eventuellen Wechselwirkungen der PLK1-Inhibitoren mit Spindelgiften wie den Taxanen Beachtung geschenkt werden; sowohl ein Auftreten negativer Effekte mit der Folge einer verstärkten Toxizität als auch positive Ergänzungen der Wirkprofile sind vorstellbar.[134]

Abkürzungsverzeichnis

5-FU	5-Fluorouracil
95% CI	95% Konfidenzintervall
APC	Adenomatosis polyposis coli
APC/C	Anaphase-promoting complex / Cyclosom
APS	Ammoniumperoxiddisulfat
ASO	Antisense-Oligonukleotid
ATM	Ataxia telangiectasia mutated
BCA	Bicinchoninic acid
BMI	Body Mass Index
BRCA	Breast cancer (Protein)
BSA	Bovines Serumalbumin
Bub1	Budding uninhibited by benzimidazoles 1
Cak-Komplex	Cdk-activating-kinase-Komplex
Cdc	Cell division cycle
Cdk	Cyclin-dependent kinase
Cep 55	Centrosomal protein of 55 kDa
Chk	Checkpointkinase
CIB	Calcium- und integrinbindendes Protein
CSPD	Chloro-5-substituted adamantyl-1,2-dioxetane phosphate

DABCO	Diazabicyclooctan
DAPI	Diamidinophenylindol
DTT	Dithiothreitol
Emi1	Early mitotic inhibitor 1
FAP	Familiäre adenomatöse Polyposis
FCS	Fetales Kalbsserum
Fnk	Fibroblast growth factor (FGF)-inducible kinase
GRASP65	Golgi reassembly and stacking protein of 65 kD
HNPCC	Hereditäres non-polypöses Kolonkarzinom
H.p.	Helicobacter pylori
Hsp	Hitzeschockprotein
INCENP	Inner centromer protein
IRS	Immunreaktivitätsscore
MAT1	Ménage à trois 1 (Protein)
Mklp	Mitotic kinesin-like protein
MMS	Methylmethansulfonat
MPF	Mitosis-promoting factor
MYPT1	Myosin phosphatase, targeting subunit 1
NEK2	NIMA (never in mitosis gene a)-related kinase 2
NES	Nuclear export signal
NLP	Ninein-like protein
NSS	Natural sheep serum
NudC	Nuclear distribution gene C
Op18	Oncoprotein 18

PBD	Polo-Box-Domäne
PBIP1	PBD-binding protein 1
PBS	Phosphate-buffered saline
PI3K	Phosphatidylinositol-3-Kinase
PLK	Polo-like-Kinase
PP1C	Proteinphosphatase 1C
Prk	Polo/Proliferation-related kinase
RB	Retinoblastom (Protein)
RhoGAP	Rho GTPase-activating protein
RhoGEF	Rho guanine nucleotide exchange factor
RR	Relatives Risiko
Sak	Snk/Plk-akin kinase
SDS	Sodium dodecylsulfate
Snk	Serum-inducible kinase
TBS	TRIS-buffered saline
TEMED	Tetramethylethylenediamine
TCTP	Translationally controlled tumor protein
TRIS	Tris(hydroxymethyl)-aminomethan
UICC	Union internationale contre le cancer
VEGF-A	Vascular endothelial growth factor A
WHO	World Health Organization

Literaturverzeichnis

1. D. Max Parkin, Freddie Bray, J. Ferlay, and Paola Pisani. Global Cancer Statistics, 2002. *CA Cancer J Clin*, 55(2):74–108, 2005. doi: 10.3322/canjclin.55.2.74. URL http://caonline.amcancersoc.org/cgi/content/abstract/55/2/74.

2. Nikolaus Becker, Jürgen Wahrendorf, and S. Holzmeier, editors. *Krebsatlas der Bundesrepublik Deutschland 1981-1990*. Springer, Berlin und Heidelberg und New York, 3 edition, 1997. URL http://www.dkfz.de/de/krebsatlas/index.html.

3. Robert-Koch-Institut and Gesellschaft der epidemiologischen Krebsregister in Deutschland e. V., editors. *Krebs in Deutschland 2003-2004. Häufigkeiten und Trends*. Robert-Koch-Institut, Berlin, 6 edition, 2008. URL http://www.rki.de/cln_048/nn_205760/DE/Content/GBE/Aktuelles/aktuelles__node.html?__nnn=true.

4. Japanese Gastric Cancer Association Registration Committee, Keiichi Maruyama, Michio Kaminishi, Ken-ichi Hayashi, Yoh Isobe, Ichiro Honda, Hitoshi Katai, Kuniyoshi Arai, Yasuhiro Kodera, and Atsushi Nashimoto. Gastric cancer treated in 1991 in Japan: data analysis of nationwide registry. *Gastric Cancer*, 9(2):51–66, 2006. doi: 10.1007/s10120-006-0370-y. URL http://www.springerlink.com/content/1804507373675123/.

5. Keiichi Tanaka, Yutaka Kiyohara, Michiaki Kubo, Takayuki Matsumoto, Yumihiro Tanizaki, Ken Okubo, Toshiharu Ninomiya, Yoshinori Oishi, Kentaro Shikata, and Mitsuo Iida. Secular trends in the incidence, mortality, and survival rate of gastric cancer in a general Japanese population: the Hisayama study. *Cancer Causes Control*, 16(5):573–578, 2005. doi: 10.

1007/s10552-004-7839-y. URL http://www.springerlink.com/ content/h66382p021271005/.

6 Ahmedin Jemal, Rebecca Siegel, Elizabeth Ward, Taylor Murray, Jiaquan Xu, and Michael J. Thun. Cancer Statistics, 2007. *CA Cancer J Clin*, 57(1):43–66, 2007. doi: 10.3322/canjclin.57. 1.43. URL http://caonline.amcancersoc.org/cgi/content/ abstract/57/1/43.

7 M. Sant, T. Aareleid, F. Berrino, M. Bielska Lasota, P. M. Carli, J. Faivre, P. Grosclaude, G. Hedelin, T. Matsuda, H. Moller, T. Moller, A. Verdecchia, R. Capocaccia, G. Gatta, A. Micheli, M. Santaquilani, P. Roazzi, D. Lisi, and the EUROCARE Working Group. EUROCARE-3: survival of cancer patients diagnosed 1990-94 – results and commentary. *Ann Oncol*, 14(suppl 5):v61–118, 2003. doi: 10.1093/annonc/mdg754. URL http: //annonc.oxfordjournals.org.

8 Rhonda F. Souza and Stuart J. Spechler. Concepts in the Prevention of Adenocarcinoma of the Distal Esophagus and Proxi mal Stomach. *CA Cancer J Clin*, 55(6):334–351, 2005. doi: 10.3322/canjclin.55.6.334. URL http://caonline.amcancersoc. org/cgi/content/abstract/55/6/334.

9 Carsten Bokemeyer, Gabriele Koch, and Martin Sökler. Magenkarzinom. In Interdisziplinäres Tumorzentrum Tübingen am Klinikum der Eberhard-Karls-Universität, editor, *Therapieempfehlungen*. ITZ Tübingen, Tübingen, 2 edition, 2001. URL http: //www.medizin.uni-tuebingen.de/itz/itzgrup.html.

10 Paul Lochhead and Emad M. El-Omar. Helicobacter pylori infection and gastric cancer. *Best Pract Res Clin Gastroenterol*, 21 (2):281–297, 2007. doi: doi:10.1016/j.bpg.2007.02.002. URL http: //www.sciencedirect.com/science?_ob=ArticleURL&_udi= B6WBF-4N9P3MH-7&_user=10&_rdoc=1&_fmt=&_orig=search&_ sort=d&view=c&_acct=C000050221&_version=1&_urlVersion= 0&_userid=10&md5=3eb94feb3845decb382644291313abeb.

11 Peter B. Ernst and Benjamin D. Gold. Helicobacter pylori in Childhood: New Insights Into the Immunopathoge-

nesis of Gastric Disease and Implications for Managing Infection in Children. *J Pediatr Gastroenterol Nutr*, 28(5): 462–473, 1999. URL http://www.jpgn.org/pt/re/jpgn/ abstract.00005176-199905000-00005.htm;jsessionid= KkCGBz2pBbvYQLQJv7YhlxmFssn3XdQLq4JJv1ztnLV1Q6XdZDtR! -1260103914!181195628!8091!-1.

12 Stanley R. Hamilton and Lauri A. Aaltonen. *WHO classification of tumours – Pathology and Genetics of Tumours of the digestive system*. IARC Press, Lyon, 3 edition, 2000. URL http://apps.who.int/bookorders/anglais/ detart1.jsp?sesslan=1&codlan=1&codcol=70&codcch=2#.

13 P. Laurén. The Two Histological Main Types of Gastric Carcinoma: Diffuse and so-called Intestinal-type Carcinoma. An Attempt at a Histo-Clinical Classification. *Acta Pathol Microbiol Scand*, 65:31–49, 1965.

14 Christian Wittekind and Gustav Wagner. *TNM-Klassifikation maligner Tumoren*. Springer, Berlin und Heidelberg und New York und Tokyo, 5 edition, 1997.

15 Andreas Sendler, Knut Böttcher, M. Etter, and Jörg Rüdiger Siewert. Das Magenkarzinom. *Der Internist*, 41(9):817–830, 2000. doi: 10.1007/s001080050634. URL http://www.springerlink. com/content/3b0r2drb5y8229ct/.

16 J.J. Bonenkamp, J. Hermans, M. Sasako, C.J.H. van de Velde, K. Welvaart, I. Songun, S. Meyer, J.T.M. Plukker, P. Van Elk, H. Obertop, D.J. Gouma, J.J.B. van Lanschot, C.W. Taat, P.W. de Graaf, M.F. von Meyenfeldt, H. Tilanus, and The Dutch Gastric Cancer Group. Extended Lymph-Node Dissection for Gastric Cancer. *N Engl J Med*, 340(12):908–914, 1999. doi: 10.1056/ NEJM199903253401202. URL http://content.nejm.org/cgi/ content/abstract/340/12/908.

17 A. Cuschieri, S. Weeden, J. Fielding, J. Bancewicz, J. Craven, V. Joypaul, M. Sydes, and P. Fayers. Patient survival after D1 and D2 resections for gastric cancer: long-term results of the MRC randomized surgical trial. *Br J Cancer*, 79(9-10):1522–1530, 1999.

doi: 10.1038/sj.bjc.6690243. URL http://www.nature.com/bjc/journal/v79/n9/abs/6690243a.html.

18 John S. Macdonald, Stephen R. Smalley, Jacqueline Benedetti, Scott A. Hundahl, Norman C. Estes, Grant N. Stemmermann, Daniel G. Haller, Jaffer A. Ajani, Leonard L. Gunderson, J. Milburn Jessup, and James A. Martenson. Chemoradiotherapy after Surgery Compared with Surgery Alone for Adenocarcinoma of the Stomach or Gastroesophageal Junction. *N Engl J Med*, 345 (10):725–730, 2001. doi: 10.1056/NEJMoa010187. URL http://content.nejm.org/cgi/content/abstract/345/10/725.

19 Francis A. Barr, Herman H. W. Sillje, and Erich A. Nigg. Polo-like kinases and the orchestration of cell division. *Nat Rev Mol Cell Biol*, 5(6):429–441, 2004. doi: 10.1038/nrm1401. URL http://www.nature.com/nrm/journal/v5/n6/abs/nrm1401.html.

20 Barbara C. M. van de Weerdt and Rene H. Medema. Polo-Like Kinases: A Team in Control of the Division. *Cell Cycle*, 5(8):853–864, 2006. URL http://www.landesbioscience.com/journals/cc/article/2692/.

21 Tohru Takaki, Kristina Trenz, Vincenzo Costanzo, and Mark Petronczki. Polo-like kinase 1 reaches beyond mitosis–cytokinesis, DNA damage response, and development. *Curr Opin Cell Biol*, 20(6):650–660, 2008. doi: 10.1016/j.ceb.2008.10.005. URL http://www.sciencedirect.com/science/article/B6VRW-4V16DFR-1/2/72a5467b69c7b2684401797b9e422ed7.

22 C. E. Sunkel and D. M. Glover. Polo, a mitotic mutant of Drosophila displaying abnormal spindle poles. *J Cell Sci*, 89(1):25–38, 1988. URL http://jcs.biologists.org/cgi/content/abstract/89/1/25.

23 Andrew E. H. Elia, Peter Rellos, Lesley F. Haire, Jerry W. Chao, Frank J. Ivins, Katja Hoepker, Duaa Mohammad, Lewis C. Cantley, Stephen J. Smerdon, and Michael B. Yaffe. The Molecular Basis for Phosphodependent Substrate Targeting and Regulation of Plks by the Polo-Box Domain. *Cell*, 115(1):83–95, 2003. doi: 10.1016/S0092-8674(03)00725-6. URL http:

//www.sciencedirect.com/science?_ob=ArticleURL&_udi=
B6WSN-49PR93C-G&_user=10&_rdoc=1&_fmt=&_orig=search&_
sort=d&view=c&_acct=C000050221&_version=1&_urlVersion=
0&_userid=10&md5=f8a0a44cf346761f8afd0b08f54c4230.

24 Drew M. Lowery, Daniel Lim, and Michael B. Yaffe. Structure and function of Polo-like kinases. *Oncogene*, 24(2):248–259, 2005. doi: 10.1038/sj.onc.1208280. URL http://www.nature.com/onc/journal/v24/n2/abs/1208280a.html.

25 Marcel A. T. M. van Vugt and Rene H Medema. Getting in and out of mitosis with Polo-like kinase-1. *Oncogene*, 24(17):2844–2859, 2005. doi: 10.1038/sj.onc.1208617. URL http://www.nature.com/onc/journal/v24/n17/abs/1208617a.html.

26 Mark Petronczki, Péter Lénárt, and Jan-Michael Peters. Polo on the Rise – From Mitotic Entry to Cytokinesis with Plk1. *Dev Cell*, 14(5):646–659, 2008. doi: 10.1016/j.devcel.2008.04.014. URL http://linkinghub.elsevier.com/retrieve/pii/S1534580708001779.

27 David O. Morgan. Principles of CDK regulation. *Nature*, 374 (6518):131–134, 1995. doi: 10.1038/374131a0. URL http://www.nature.com/doifinder/10.1038/374131a0.

28 Mark Jackman, Catherine Lindon, Erich A. Nigg, and Jonathon Pines. Active cyclin B1-Cdk1 first appears on centrosomes in prophase. *Nat Cell Biol*, 5(2):143–148, 2003. doi: 10.1038/ncb918. URL http://www.nature.com/ncb/journal/v5/n2/suppinfo/ncb918_S1.html.

29 C. Lammer, S. Wagerer, R. Saffrich, D. Mertens, W. Ansorge, and I. Hoffmann. The cdc25B phosphatase is essential for the G2/M phase transition in human cells. *J Cell Sci*, 111(16):2445–2453, 1998. URL http://jcs.biologists.org/cgi/content/abstract/111/16/2445.

30 Catherine G. Takizawa and David O. Morgan. Control of mitosis by changes in the subcellular location of cyclin-B1–Cdk1 and Cdc25C. *Curr Opin Cell Biol*, 12(6):658–

665, 2000. doi: 10.1016/S0955-0674(00)00149-6. URL http://www.sciencedirect.com/science?_ob=ArticleURL&_udi=B6VRW-41H9BGY-4&_user=10&_rdoc=1&_fmt=&_orig=search&_sort=d&view=c&_acct=C000050221&_version=1&_urlVersion=0&_userid=10&md5=3fba9c49aa6ea9b967df8533d778a4ab.

31 P. Kaldis. The cdk-activating kinase (CAK): from yeast to mammals. *Cell Mol Life Sci*, 55(2):284–296, 1999. doi: 10.1007/s000180050290. URL http://www.springerlink.com/content/89uewhvnpyjbe7c4.

32 Ingrid Hoffmann, Paul R. Clarke, M. Jesus Marcote, Eric Karsenti, and Giulio Draetta. Phosphorylation and activation of human cdc25-C by cdc2–cyclin B and its involvement in the self-amplification of MPF at mitosis. *EMBO J*, 12(1):53–63, 1993. URL http://www.pubmedcentral.nih.gov/articlerender.fcgi?tool=pubmed&pubmedid=8428594.

33 Fumiko Toyoshima-Morimoto, Eri Taniguchi, and Eisuke Nishida. Plk1 promotes nuclear translocation of human Cdc25C during prophase. *EMBO Rep*, 3(4):341–348, 2002. URL http://www.pubmedcentral.nih.gov/articlerender.fcgi?tool=pubmed&pubmedid=11897663.

34 Fumiko Toyoshima-Morimoto, Eri Taniguchi, Nobuko Shinya, Akihiro Iwamatsu, and Eisuke Nishida. Polo-like kinase 1 phosphorylates cyclin B1 and targets it to the nucleus during prophase. *Nature*, 410(6825):215–220, 2001. doi: 10.1038/35065617. URL http://www.nature.com/nature/journal/v410/n6825/full/410215a0.html.

35 Andrew E. H. Elia, Lewis C. Cantley, and Michael B. Yaffe. Proteomic Screen Finds pSer/pThr-Binding Domain Localizing Plk1 to Mitotic Substrates. *Science*, 299(5610):1228–1231, 2003. doi: 10.1126/science.1079079. URL http://www.sciencemag.org/cgi/content/abstract/299/5610/1228.

36 Nobumoto Watanabe, Harumi Arai, Yoshifumi Nishihara, Makoto Taniguchi, Naoko Watanabe, Tony Hunter, and Hiroyuki Osada. M-phase kinases induce phospho-dependent ubiquitination

of somatic Wee1 by SCFβ-TrCP. *Proc Natl Acad Sci USA*, 101(13):4419–4424, 2004. doi: 10.1073/pnas.0307700101. URL http://www.pnas.org/content/101/13/4419.abstract.

37 Daigo Inoue and Noriyuki Sagata. The Polo-like kinase Plx1 interacts with and inhibits Myt1 after fertilization of Xenopus eggs. *EMBO J*, 24(5):1057–1067, 2005. doi: 10.1038/sj.emboj.7600567. URL http://www.pubmedcentral.nih.gov/articlerender.fcgi?tool=pubmed&pubmedid=15692562.

38 Stephen J. Elledge. Cell Cycle Checkpoints: Preventing an Identity Crisis. *Science*, 274(5293):1664–1672, 1996. doi: 10.1126/science.274.5293.1664. URL http://www.sciencemag.org/cgi/content/abstract/274/5293/1664.

39 Veronique A. J. Smits, Rob Klompmaker, Lionel Arnaud, Gert Rijksen, Erich A. Nigg, and Rene H. Medema. Polo-like kinase-1 is a target of the DNA damage checkpoint. *Nat Cell Biol*, 2(9):672–676, 2000. doi: 10.1038/35023629. URL http://www.nature.com/ncb/journal/v2/n9/abs/ncb0900_672.html.

40 Patricia S. Kho, Zhen Wang, Li Zhuang, Yuqing Li, Joon-Lin Chew, Huck-Hui Ng, Edison T. Liu, and Qiang Yu. p53-regulated Transcriptional Program Associated with Genotoxic Stress-induced Apoptosis. *J Biol Chem*, 279(20):21183–21192, 2004. doi: 10.1074/jbc.M311912200. URL http://www.jbc.org/cgi/content/abstract/279/20/21183.

41 Anne Hansen Ree, Ase Bratland, Ragnhild V. Nome, Trond Stokke, and Oystein Fodstad. Repression of mRNA for the PLK cell cycle gene after DNA damage requires BRCA1. *Oncogene*, 22(55):8952–8955, 2003. doi: 10.1038/sj.onc.1207000. URL http://www.nature.com/onc/journal/v22/n55/abs/1207000a.html.

42 Marcel A. T. M. van Vugt, Alexandra Brás, and Rene H. Medema. Polo-like Kinase-1 Controls Recovery from a G2 DNA Damage-Induced Arrest in Mammalian Cells. *Mol Cell*, 15(5):799–811, 2004. doi: 10.1016/j.molcel.2004.07.015. URL http://www.sciencedirect.com/science?_ob=ArticleURL&_udi=B6WSR-4D8VBHV-D&_user=10&_rdoc=1&_fmt=&_orig=search&_

sort=d&view=c&_acct=C000050221&_version=1&_urlVersion=0&_userid=10&md5=e1bf0c7779747f5a4249b0a6b32cb9c3.

43 Arne Lindqvist, Veronica Rodriguez-Bravo, and Rene H. Medema. The decision to enter mitosis: feedback and redundancy in the mitotic entry network. *J Cell Biol*, 185(2):193–202, 2009. doi: 10.1083/jcb.200812045. URL http://jcb.rupress.org/cgi/content/abstract/185/2/193.

44 H. A. Lane and E. A. Nigg. Antibody microinjection reveals an essential role for human polo-like kinase 1 (Plk1) in the functional maturation of mitotic centrosomes. *J Cell Biol*, 135(6):1701–1713, 1996. doi: 10.1083/jcb.135.6.1701. URL http://jcb.rupress.org/cgi/content/abstract/135/6/1701.

45 Martina Casenghi, Francis A. Barr, and Erich A. Nigg. Phosphorylation of Nlp by Plk1 negatively regulates its dynein-dynactin-dependent targeting to the centrosome. *J Cell Sci*, 118(21):5101–5108, 2005. doi: 10.1242/jcs.02622. URL http://jcs.biologists.org/cgi/content/abstract/118/21/5101.

46 Priya Prakash Budde, Akiko Kumagai, William G. Dunphy, and Rebecca Heald. Regulation of Op18 during Spindle Assembly in Xenopus Egg Extracts. *J Cell Biol*, 153(1):149–158, 2001. doi: 10.1083/jcb.153.1.149. URL http://jcb.rupress.org/cgi/content/abstract/153/1/149.

47 Frederic R. Yarm. Plk Phosphorylation Regulates the Microtubule-Stabilizing Protein TCTP. *Mol Cell Biol*, 22(17):6209–6221, 2002. doi: 10.1128/MCB.22.17.6209-6221.2002. URL http://mcb.asm.org/cgi/content/abstract/22/17/6209.

48 Naoki Oshimori, Miho Ohsugi, and Tadashi Yamamoto. The Plk1 target Kizuna stabilizes mitotic centrosomes to ensure spindle bipolarity. *Nat Cell Biol*, 8(10):1095–1101, 2006. doi: 10.1038/ncb1474Letter. URL http://www.nature.com/search/executeSearch?sp-q-1=NCB&sp-q=The+Plk1+target+Kizuna+stabilizes+mitotic+centrosomes+to+ensure+spindle+bipolarity.&sp-c=25&sp-m=0&sp-s=date_descending&include-collections=journals_nature%

```
2Ccrawled_content&exclude-collections=journals_
palgrave%2Clab_animal&sp-a=sp1001702d&sp-sfvl-field=
subject|ujournal&sp-x-1=ujournal&sp-p-1=phrase&sp-p=
all&submit=go.
```

49 Maria do Carmo Avides, Alvaro Tavares, and David M. Glover. Polo kinase and Asp are needed to promote the mitotic organizing activity of centrosomes. *Nat Cell Biol*, 3(4):421–424, 2001. doi: 10.1038/35070110. URL http://www.nature.com/ncb/journal/v3/n4/abs/ncb0401_421.html.

50 Agnes Grallert and Iain M. Hagan. Schizosaccharomyces pombe NIMA-related kinase, Fin1, regulates spindle formation and an affinity of Polo for the SPB. *EMBO J*, 21(12):3096–3107, 2002. doi: 10.1093/emboj/cdf294. URL http://www.nature.com/emboj/journal/v21/n12/abs/7594528a.html.

51 Andrew M. Fry, Patrick Meraldi, and Erich A. Nigg. A centrosomal function for the human Nek2 protein kinase, a member of the NIMA family of cell cycle regulators. *EMBO J*, 17(2):470–481, 1998. doi: 10.1093/emboj/17.2.470. URL http://www.nature.com/emboj/journal/v17/n2/abs/7590765a.html.

52 Shigeko Yamashiro, Yoshihiko Yamakita, Go Totsukawa, Hidemasa Goto, Kozo Kaibuchi, Masaaki Ito, David J. Hartshorne, and Fumio Matsumura. Myosin Phosphatase-Targeting Subunit 1 Regulates Mitosis by Antagonizing Polo-like Kinase 1. *Dev Cell*, 14(5):787–797, 2008. doi: 10.1016/j.devcel.2008.02.013. URL http://www.sciencedirect.com/science/article/B6WW3-4SGTBTR-M/2/a97b147459b7d1f8d30d1a21f6e82d22.

53 L. Arnaud, J. Pines, and E. A. Nigg. GFP tagging reveals human Polo-like kinase 1 at the kinetochore/centromere region of mitotic chromosomes. *Chromosoma*, 107(6):424–429, 1998. doi: 10.1007/s004120050326. URL http://www.springerlink.com/content/2ygx11v72hmxep0j.

54 Wei Qi, Zhanyun Tang, and Hongtao Yu. Phosphorylation- and Polo-Box-dependent Binding of Plk1 to Bub1 Is Required for the

Kinetochore Localization of Plk1. *Mol Biol Cell*, 17(8):3705–3716, 2006. doi: 10.1091/mbc.E06-03-0240. URL http://www.molbiolcell.org/cgi/content/abstract/17/8/3705.

55 Hidemasa Goto, Tohru Kiyono, Yasuko Tomono, Aie Kawajiri, Takeshi Urano, Koichi Furukawa, Erich A. Nigg, and Masaki Inagaki. Complex formation of Plk1 and INCENP required for metaphase-anaphase transition. *Nat Cell Biol*, 8(2):180–187, 2006. doi: 10.1038/ncb1350. URL http://www.nature.com/ncb/journal/v8/n2/abs/ncb1350.html.

56 Kyung Lee, Doo-Yi Oh, Young Kang, and Jung-Eun Park. Self-regulated mechanism of Plk1 localization to kinetochores: lessons from the Plk1-PBIP1 interaction. *Cell Div*, 3(1):4, 2008. doi: 10.1186/1747-1028-3-4. URL http://www.celldiv.com/content/3/1/4.

57 Izabela Sumara, Juan F. Giménez-Abián, Daniel Gerlich, Toru Hirota, Claudine Kraft, Consuelo de la Torre, Jan Ellenberg, and Jan-Michael Peters. Roles of Polo-like Kinase 1 in the Assembly of Functional Mitotic Spindles. *Curr Biol*, 14(19):1712 – 1722, 2004. doi: 10.1016/j.cub.2004.09.049. URL http://www.sciencedirect.com/science/article/B6VRT-4DG5TDG-N/2/bbcf7cab88cdd9c4a27df7d53a95ebb9.

58 Sabine Elowe, Stefan Hümmer, Andreas Uldschmid, Xiuling Li, and Erich A. Nigg. Tension-sensitive Plk1 phosphorylation on BubR1 regulates the stability of kinetochore microtubule interactions. *Genes Dev*, 21(17):2205–2219, 2007. doi: 10.1101/gad.436007. URL http://genesdev.cshlp.org/content/21/17/2205.long.

59 Leena J. Ahonen, Marko J. Kallio, John R. Daum, Margaret Bolton, Isaac A. Manke, Michael B. Yaffe, P. Todd Stukenberg, and Gary J. Gorbsky. Polo-like Kinase 1 Creates the Tension-Sensing 3F3/2 Phosphoepitope and Modulates the Association of Spindle-Checkpoint Proteins at Kinetochores. *Curr Biol*, 15(12):1078–1089, 2005. doi: 10.1016/j.cub.2005.05.026. URL http://www.sciencedirect.com/science/article/B6VRT-4GFD19F-S/2/7fb68f52d78ed1b6521ac61578f3666b.

60 Jan-Michael Peters. The Anaphase-Promoting Complex: Proteolysis in Mitosis and Beyond. *Mol Cell*, 9 (5):931–943, 2002. doi: 10.1016/S1097-2765(02)00540-3. URL http://www.sciencedirect.com/science/article/ B6WSR-4CYNBWW-1J/2/4b5999a29704034422f3c90b5ac5af01.

61 Kim Nasmyth, Jan-Michael Peters, and Frank Uhlmann. Splitting the Chromosome: Cutting the Ties That Bind Sister Chromatids. *Science*, 288(5470):1379–1384, 2000. doi: 10.1126/science.288. 5470.1379. URL http://www.sciencemag.org/cgi/content/ abstract/288/5470/1379.

62 Hongtao Yu. Regulation of APC-Cdc20 by the spindle checkpoint. *Curr Opin Cell Biol*, 14(6):706–714, 2002. doi: 10.1016/S0955-0674(02)00382-4. URL http://www. sciencedirect.com/science/article/B6VRW-47C36WF-8/ 2/99da18f48ba8e1bbab99772a969033fd.

63 Silke Hauf, Elisabeth Roitinger, Birgit Koch, Christina M. Dittrich, Karl Mechtler, and Jan-Michael Peters. Dissociation of Cohesin from Chromosome Arms and Loss of Arm Cohesion during Early Mitosis Depends on Phosphorylation of SA2. *PLoS Biol*, 3(3):e69, 2005. doi: 10.1371/journal.pbio.0030069. URL http://dx.doi. org/10.1371%2Fjournal.pbio.0030069.

64 Amnon Golan, Yana Yudkovsky, and Avram Hershko. The Cyclin-Ubiquitin Ligase Activity of Cyclosome/APC Is Jointly Activated by Protein Kinases Cdk1-Cyclin B and Plk. *J Biol Chem*, 277(18): 15552–15557, 2002. doi: 10.1074/jbc.M111476200. URL http: //www.jbc.org/cgi/content/abstract/277/18/15552.

65 Claudine Kraft, Franz Herzog, Christian Gieffers, Karl Mechtler, Anja Hagting, Jonathon Pines, and Jan-Michael Peters. Mitotic regulation of the human anaphase-promoting complex by phosphorylation. *EMBO J*, 22(24):6598–6609, 2003. doi: 10.1093/emboj/cdg627. URL http://www.pubmedcentral.nih. gov/articlerender.fcgi?tool=pubmed&pubmedid=14657031.

66 Yakir Moshe, Jerome Boulaire, Michele Pagano, and Avram Hershko. Role of Polo-like kinase in the degradation of early mit-

otic inhibitor 1, a regulator of the anaphase promoting complex/cyclosome. *Proc Natl Acad Sci USA*, 101(21):7937–7942, 2004. doi: 10.1073/pnas.0402442101. URL http://www.pnas.org/content/101/21/7937.abstract.

67 Catherine Lindon and Jonathon Pines. Ordered proteolysis in anaphase inactivates Plk1 to contribute to proper mitotic exit in human cells. *J Cell Biol*, 164(2):233–241, 2004. doi: 10.1083/jcb.200309035. URL http://jcb.rupress.org/cgi/content/abstract/164/2/233.

68 Francis A. Barr and Ulrike Gruneberg. Cytokinesis: Placing and Making the Final Cut. *Cell*, 131(5):847–860, 2007. doi: 10.1016/j.cell.2007.11.011. URL http://www.sciencedirect.com/science/article/B6WSN-4R7M4V3-C/2/3429b37f2073f3297e2cd7addd269cd7.

69 Masanori Mishima, Susanne Kaitna, and Michael Glotzer. Central Spindle Assembly and Cytokinesis Require a Kinesin-like Protein/RhoGAP Complex with Microtubule Bundling Activity. *Dev Cell*, 2(1):41–54, 2002. doi: 10.1016/S1534-5807(01)00110-1. URL http://www.sciencedirect.com/science/article/B6WW3-44W2N77-8/2/7e2532c58e39e9fa44ef847530b5ae52.

70 Visnja Pavicic-Kaltenbrunner, Masanori Mishima, and Michael Glotzer. Cooperative Assembly of CYK-4/MgcRacGAP and ZEN-4/MKLP1 to Form the Centralspindlin Complex. *Mol Biol Cell*, 18 (12):4992–5003, 2007. doi: 10.1091/mbc.E07-05-0468. URL http://www.molbiolcell.org/cgi/content/abstract/18/12/4992.

71 Yukako Nishimura and Shigenobu Yonemura. Centralspindlin regulates ECT2 and RhoA accumulation at the equatorial cortex during cytokinesis. *J Cell Sci*, 119(1):104–114, 2006. doi: 10.1242/jcs.02737. URL http://jcs.biologists.org/cgi/content/abstract/119/1/104.

72 Mark Petronczki, Michael Glotzer, Norbert Kraut, and Jan-Michael Peters. Polo-like Kinase 1 Triggers the Initiation of Cytokinesis in Human Cells by Promoting Recruitment of the RhoGEF Ect2 to the Central Spindle.

Dev Cell, 12(5):713–725, 2007. doi: 10.1016/j.devcel.2007.03.013. URL http://www.sciencedirect.com/science/article/B6WW3-4NNP7R8-9/2/6ae32dd76944dfc618b4b4e6d82aeae2.

73. Rüdiger Neef, Ulrike Gruneberg, Robert Kopajtich, Xiuling Li, Erich A. Nigg, Herman Sillje, and Francis A. Barr. Choice of Plk1 docking partners during mitosis and cytokinesis is controlled by the activation state of Cdk1. *Nat Cell Biol*, 9(4):436–444, 2007. doi: 10.1038/ncb1557. URL http://www.nature.com/ncb/journal/v9/n4/abs/ncb1557.html.

74. Rüdiger Neef, Christian Preisinger, Josephine Sutcliffe, Robert Kopajtich, Erich A. Nigg, Thomas U. Mayer, and Francis A. Barr. Phosphorylation of mitotic kinesin-like protein 2 by polo-like kinase 1 is required for cytokinesis. *J Cell Biol*, 162(5):863–876, 2003. doi: 10.1083/jcb.200306009. URL http://jcb.rupress.org/cgi/content/abstract/162/5/863.

75. Tianhua Zhou, Jonathan P. Aumais, Xiaoqi Liu, Li-Yuan Yu-Lee, and Raymond L. Erikson. A role for plk1 phosphorylation of nudc in cytokinesis. *Dev Cell*, 5(1):127–138, 2003. doi: 10.1016/S1534-5807(03)00186-2. URL http://www.sciencedirect.com/science/article/B6WW3-4C5PKJ9-H/2/ff11c95fbd61c37f97276bd329451b19.

76. Christine Sütterlin, Chin-Yo Lin, Yang Feng, Douglas K. Ferris, Raymond L. Erikson, and Vivek Malhotra. Polo-like kinase is required for the fragmentation of pericentriolar Golgi stacks during mitosis. *Proc Natl Acad Sci USA*, 98(16):9128–9132, 2001. doi: 10.1073/pnas.161283998. URL http://www.pnas.org/content/98/16/9128.abstract.

77. Vladimir Litvak, Rachel Argov, Nili Dahan, Sreekumar Ramachandran, Roy Amarilio, Alla Shainskaya, and Sima Lev. Mitotic Phosphorylation of the Peripheral Golgi Protein Nir2 by Cdk1 Provides a Docking Mechanism for Plk1 and Affects Cytokinesis Completion. *Mol Cell*, 14(3):319–330, 2004. doi: 10.1016/S1097-2765(04)00214-X. URL http://www.sciencedirect.com/science/article/B6WSR-4C9YW48-4/2/185d32de7a17f50eaa579296110b0184.

78 Frank Eckerdt, Juping Yuan, Krishna Saxena, Bernd Martin, Sven Kappel, Christine Lindenau, Andrea Kramer, Steffen Naumann, Sebastian Daum, Gunter Fischer, Ivan Dikic, Manfred Kaufmann, and Klaus Strebhardt. Polo-like Kinase 1-mediated Phosphorylation Stabilizes Pin1 by Inhibiting Its Ubiquitination in Human Cells. *J Biol Chem*, 280(44):36575–36583, 2005. doi: 10.1074/jbc.M504548200. URL http://www.jbc.org/cgi/content/abstract/280/44/36575.

79 Megan Fabbro, Bin-Bing Zhou, Mikiko Takahashi, Boris Sarcevic, Preeti Lal, Mark E. Graham, Brian G. Gabrielli, Phillip J. Robinson, Erich A. Nigg, Yoshitaka Ono, and Kum Kum Khanna. Cdk1/Erk2- and Plk1-Dependent Phosphorylation of a Centrosome Protein, Cep55, Is Required for Its Recruitment to Midbody and Cytokinesis. *Dev Cell*, 9(4):477–488, 2005. doi: 10.1016/j.devcel.2005.09.003. URL http://www.sciencedirect.com/science/article/B6WW3-4H7T3KK-7/2/5f072a355aad45c78510465606baae6c.

80 Yang Feng, Dan L. Longo, and Douglas K. Ferris. Polo-like Kinase Interacts with Proteasomes and Regulates Their Activity. *Cell Growth Differ*, 12(1):29–37, 2001. URL http://cgd.aacrjournals.org/cgi/content/abstract/12/1/29.

81 David L. Myer, El Mustapha Bahassi, and Peter J. Stambrook. The Plk3-Cdc25 circuit. *Oncogene*, 24(2):299–305, 2005. doi: 10.1038/sj.onc.1208278. URL http://www.nature.com/onc/journal/v24/n2/abs/1208278a.html.

82 Bin Ouyang, Wenqing Li, Huiqi Pan, Juliana Meadows, Ingrid Hoffmann, and Wei Dai. The physical association and phosphorylation of Cdc25C protein phosphatase by Prk. *Oncogene*, 18(44):6029–6036, 1999. URL http://www.nature.com/onc/journal/v18/n44/abs/1202983a.html.

83 El Mustapha Bahassi, Robert F. Hennigan, David L. Myer, and Peter J. Stambrook. Cdc25C phosphorylation on serine 191 by Plk3 promotes its nuclear translocation. *Oncogene*, 23(15):2658–2663, 2004. doi: 10.1038/sj.onc.1207425. URL http://www.nature.com/onc/journal/v23/n15/abs/1207425a.html.

84 Qin Ruan, Qi Wang, Suqing Xie, Yuqiang Fang, Zbigniew Darzynkiewicz, Kunliang Guan, Meena Jhanwar-Uniyal, and Wei Dai. Polo-like kinase 3 is Golgi localized and involved in regulating Golgi fragmentation during the cell cycle. *Exp Cell Res*, 294(1):51–59, 2004. doi: 10.1016/j.yexcr.2003.10.022. URL http://www.sciencedirect.com/science/article/B6WFC-4B6KFB0-2/2/e8c16f01df92fa4b5ddf6089a9608599.

85 Suqing Xie, Qi Wang, Qin Ruan, Tongyi Liu, Meena Jhanwar-Uniyal, Kunliang Guan, and Wei Dai. MEK1-induced Golgi dynamics during cell cycle progression is partly mediated by Polo-like kinase-3. *Oncogene*, 23(21):3822–3829, 2004. doi: 10.1038/sj.onc.1207479. URL http://www.nature.com/onc/journal/v23/n21/abs/1207479a.html.

86 Christopher W. Conn, Robert F. Hennigan, Wei Dai, Yolanda Sanchez, and Peter J. Stambrook. Incomplete Cytokinesis and Induction of Apoptosis by Overexpression of the Mammalian Polo-Like Kinase, Plk3. *Cancer Res*, 60(24):6826–6831, 2000. URL http://cancerres.aacrjournals.org/cgi/content/abstract/60/24/6826.

87 Qi Wang, Suqing Xie, Jie Chen, Kenji Fukasawa, Ulhas Naik, Frank Traganos, Zbigniew Darzynkiewicz, Meena Jhanwar-Uniyal, and Wei Dai. Cell Cycle Arrest and Apoptosis Induced by Human Polo-Like Kinase 3 Is Mediated through Perturbation of Microtubule Integrity. *Mol Cell Biol*, 22(10):3450–3459, 2002. doi: 10.1128/MCB.22.10.3450-3459.2002. URL http://mcb.asm.org/cgi/content/abstract/22/10/3450.

88 Wendy C. Zimmerman and Raymond L. Erikson. Polo-like kinase 3 is required for entry into S phase. *Proc Natl Acad Sci USA*, 104(6):1847–1852, 2007. doi: 10.1073/pnas.0610856104. URL http://www.pnas.org/content/104/6/1847.abstract.

89 Dan Chase, Yang Feng, Brian Hanshew, Jeffrey A. Winkles, Dan L. Longo, and Douglas K. Ferris. Expression and phosphorylation of fibroblast-growth-factor-inducible kinase (Fnk) during cell-cycle progression. *Biochem J*, 333(3):655–660, 1998. URL http://www.biochemj.org/bj/333/bj3330655.htm.

90 El Mustapha Bahassi, Christopher W. Conn, David L. Myer, Robert F. Hennigan, Clare H. McGowan, Yolanda Sanchez, and Peter J. Stambrook. Mammalian Polo-like kinase 3 (Plk3) is a multifunctional protein involved in stress response pathways. *Oncogene*, 21(43):6633–6640, 2002. doi: 10.1038/sj.onc. 1205850. URL http://www.nature.com/onc/journal/v21/n43/abs/1205850a.html.

91 Wendy C. Zimmerman and Raymond L. Erikson. Finding Plk3. *Cell Cycle*, 6(11):1314 – 1318, 2007. URL http://www.landesbioscience.com/journals/cc/article/4275/.

92 Yan Geng, Qunyan Yu, Ewa Sicinska, Manjusri Das, Jürgen E. Schneider, Shoumo Bhattacharya, William M. Rideout III, Roderick T. Bronson, Humphrey Gardner, and Piotr Sicinski. Cyclin e ablation in the mouse. *Cell*, 114 (4):431–443, 2003. doi: 10.1016/S0092-8674(03)00645-7. URL http://www.sciencedirect.com/science/article/B6WSN-49CTB3X-7/2/4e9fa6a5b55d55909a245fd9aa58b401.

93 Suqing Xie, Bin Xie, Marietta Y. Lee, and Wei Dai. Regulation of cell cycle checkpoints by polo-like kinases. *Oncogene*, 24(2): 277–286, 2005. doi: 10.1038/sj.onc.1208218. URL http://www.nature.com/onc/journal/v24/n2/abs/1208218a.html.

94 Ling Wang, Jie Gao, Wei Dai, and Luo Lu. Activation of Polo-like Kinase 3 by Hypoxic Stresses. *J Biol Chem*, 283(38):25928–25935, 2008. doi: 10.1074/jbc.M801326200. URL http://www.jbc.org/cgi/content/abstract/283/38/25928.

95 El Mustapha Bahassi, David L. Myer, Richard J. McKenney, Robert F. Hennigan, and Peter J. Stambrook. Priming phosphorylation of Chk2 by polo-like kinase 3 (Plk3) mediates its full activation by ATM and a downstream checkpoint in response to DNA damage. *Mutat Res*, 596 (1-2):166–176, 2006. doi: 10.1016/j.mrfmmm.2005.12.002. URL http://www.sciencedirect.com/science/article/B6T2C-4J8D8SP-1/2/00fdc11c5ec0cbf49b255332dddcd689.

96 Suqing Xie, Huiyun Wu, Qi Wang, Jan Kunicki, Raymond O. Thomas, Robert E. Hollingsworth, John Cogswell, and Wei Dai. Genotoxic Stress-Induced Activation of Plk3 is Partly Mediated by Chk2. *Cell Cycle*, 1(6):424–429, 2002.

97 Uwe Holtrich, Georg Wolf, Juping Yuan, Jürgen Bereiter-Hahn, Thomas Karn, Markus Weiler, Gunther Kauselmann, Michael Rehli, Reinhard Andreesen, Manfred Kaufmann, Dietmar Kuhl, and Klaus Strebhardt. Adhesion induced expression of the serine/threonine kinase Fnk in human macrophages. *Oncogene*, 19(42):4832–4839, 2000. doi: 10.1038/sj.onc.1203845. URL http://www.nature.com/onc/journal/v19/n42/abs/1203845a.html.

98 Daniel P. Seeburg, Daniel Pak, and Morgan Sheng. Polo-like kinases in the nervous system. *Oncogene*, 24(2):292–298, 2005. doi: 10.1038/sj.onc.1208277. URL http://www.nature.com/onc/journal/v24/n2/abs/1208277a.html.

99 Daniel P. Seeburg and Morgan Sheng. Activity-Induced Polo-Like Kinase 2 Is Required for Homeostatic Plasticity of Hippocampal Neurons during Epileptiform Activity. *J Neurosci*, 28(26):6583–6591, 2008. doi: 10.1523/JNEUROSCI.1853-08.2008. URL http://www.jneurosci.org/cgi/content/abstract/28/26/6583.

100 Mark R. Smith, Michael L. Wilson, Ryoji Hamanaka, Dan Chase, Hsiang-fu Kung, Dan L. Longo, , and Douglas K. Ferris. Malignant Transformation of Mammalian Cells Initiated by Constitutive Expression of the Polo-like Kinase1. *Biochem Biophys Res Commun*, 234(2):397–405, 1997. doi: 10.1006/bbrc.1997.6633. URL http://www.sciencedirect.com/science?_ob=ArticleURL&_udi=B6WBK-45MFSR5-105&_user=10&_rdoc=1&_fmt=&_orig=search&_sort=d&_docanchor=&view=c&_acct=C000050221&_version=1&_urlVersion=0&_userid=10&md5=0ce4e9c0611917b2a62d1b75716c3e7b.

101 Frank Eckerdt, Juping Yuan, and Klaus Strebhardt. Polo-like kinases and oncogenesis. *Oncogene*, 24(2):267–276, 2005. doi: 10.1038/sj.onc.1208273. URL http://www.nature.com/onc/journal/v24/n2/abs/1208273a.html.

102 Kirsten E. Mundt, Roy M. Golsteyn, Heidi A. Lane, and Erich A. Nigg. On the Regulation and Function of Human Polo-like Kinase 1 (PLK1): Effects of Overexpression on Cell Cycle Progression. *Biochem Biophys Res Commun*, 239(2):377–385, 1997. doi: 10.1006/bbrc.1997.7378. URL http://www.sciencedirect.com/science?_ob=ArticleURL&_udi=B6WBK-45P0MD8-8S&_user=10&_rdoc=1&_fmt=&_orig=search&_sort=d&_docanchor=&view=c&_acct=C000050221&_version=1&_urlVersion=0&_userid=10&md5=27468e56a4c283d5f1bdaa62e93a21e3.

103 Kiyohiro Ando, Toshinori Ozaki, Hideki Yamamoto, Kazushige Furuya, Mitsuchika Hosoda, Syunji Hayashi, Masahiro Fukuzawa, and Akira Nakagawara. Polo-like Kinase 1 (Plk1) Inhibits p53 Function by Physical Interaction and Phosphorylation. *J Biol Chem*, 279(24):25549–25561, 2004. doi: 10.1074/jbc.M314182200. URL http://www.jbc.org/cgi/content/abstract/279/24/25549.

104 Takeshi Uchiumi, Dan L. Longo, and Douglas K. Ferris. Cell Cycle Regulation of the Human Polo-like Kinase (PLK) Promoter. *J Biol Chem*, 272(14):9166–9174, 1997. doi: 10.1074/jbc.272.14.9166. URL http://www.jbc.org/cgi/content/abstract/272/14/9166.

105 Jeffrey A. Winkles and Gregory F. Alberts. Differential regulation of polo-like kinase 1, 2, 3, and 4 gene expression in mammalian cells and tissues. *Oncogene*, 24(2):260–266, 2005. doi: 10.1038/sj.onc.1208219. URL http://www.nature.com/onc/journal/v24/n2/abs/1208219a.html.

106 Zhongkui Li, Jiangong Niu, Tadashi Uwagawa, Bailu Peng, and Paul J. Chiao. Function of Polo-like Kinase 3 in NF-kappaB-mediated Proapoptotic Response. *J Biol Chem*, 280(17):16843–16850, 2005. doi: 10.1074/jbc.M410119200. URL http://www.jbc.org/cgi/content/abstract/280/17/16843.

107 Bo Li, Bin Ouyang, Huiqi Pan, Peter T. Reissmann, Dennis J. Slamon, Robert Arceci, Luo Lu, and Wei Dai. Prk, a Cytokine-inducible Human Protein Serine/Threonine Kinase Whose Expression Appears to be Down-regulated in Lung Carcinomas. *J*

Biol Chem, 271(32):19402–19408, 1996. doi: 10.1074/jbc.271.32. 19402. URL http://www.jbc.org/cgi/content/abstract/271/32/19402.

108 Wei Dai, Yaqin Li, Bin Ouyang, Huiqi Pan, Peter Reissmann, Jian Li, Jonathan Wiest, Peter Stambrook, Jack L. Gluckman, Amy Noffsinger, and Pablo Bejarano. PRK, a cell cycle gene localized to 8p21, is downregulated in head and neck cancer. Genes Chromosomes Cancer, 27(3):332–336, 2000. doi: 10.1002/(SICI)1098-2264(200003)27:3<332::AID-GCC15>3.0.CO;2-K. URL http://dx.doi.org/10.1002/(SICI)1098-2264(200003)27:3<332::AID-GCC15>3.0.CO;2-K.

109 Wei Dai, Tongyi Liu, Qi Wang, Chinthalapally V. Rao, and Bandaru S. Reddy. Down-regulation of PLK3 gene expression by types and amount of dietary fat in rat colon tumors. Int J Oncol, 20(1): 121–126, 2002.

110 Wilko Weichert, Carsten Denkert, Mathias Schmidt, Volker Gekeler, Georg Wolf, Martin Köbel, Manfred Dietel, and Steffen Hauptmann. Polo-like kinase isoform expression is a prognostic factor in ovarian carcinoma. Br J Cancer, 90(4):815–821, 2004. doi: 10.1038/sj.bjc.6601610. URL http://dx.doi.org/10.1038/sj.bjc.6601610.

111 Wilko Weichert, Glen Kristiansen, Klaus-Jürgen Winzer, Mathias Schmidt, Volker Gekeler, Aurelia Noske, Berit-Maria Müller, Silvia Niesporek, Manfred Dietel, and Carsten Denkert. Polo-like kinase isoforms in breast cancer: expression patterns and prognostic implications. Virchows Arch, 446(4):442–450, 2005. doi: 10.1007/s00428-005-1212-8. URL http://www.springerlink.com/content/t50k772831657121.

112 Manfred Dietel, Hartmut Arps, Hermann Lage, and Axel Niendorf. Membrane Vesicle Formation Due to Acquired Mitoxantrone Resistance in Human Gastric Carcinoma Cell Line EPG85-257. Cancer Res, 50(18):6100–6106, 1990. URL http://cancerres.aacrjournals.org/cgi/content/abstract/50/18/6100.

113 Roy M. Golsteyn, Sharon J. Schultz, Jiri Bartek, Andrew Ziemiecki, Thomas Ried, and Erich A. Nigg. Cell cycle analysis and chromosomal localization of human Plk1, a putative homologue of the mitotic kinases Drosophila polo and Saccharomyces cerevisiae Cdc5. *J Cell Sci*, 107(6):1509–1517, 1994. URL http://jcs.biologists.org/cgi/content/abstract/107/6/1509.

114 Peggy L.R. Harris, Xiongwei Zhu, Christina Pamies, Catherine A. Rottkamp, Hossein A. Ghanbari, Andrew McShea, Yang Feng, Douglas K. Ferris, and Mark A. Smith. Neuronal polo-like kinase in Alzheimer disease indicates cell cycle changes. *Neurobiol Aging*, 21(6):837–841, 2000. URL http://www.neurobiologyofaging.org/article/S0197-4580(00)00218-9/abstract.

115 Martin Anger, Wilfried A. Kues, Jiri Klima, Manfred Mielenz, Michal Kubelka, Jan Motlik, Milan Esner, Petr Dvorak, Joseph W. Carnwath, and Heiner Niemann. Cell cycle dependent expression of Plk1 in synchronized porcine fetal fibroblasts. *Mol Reprod Dev*, 65(3):245–253, 2003. doi: 10.1002/mrd.10289. URL http://dx.doi.org/10.1002/mrd.10289.

116 Patrick J. Donohue, Gregory F. Alberts, Yan Guo, and Jeffrey A. Winkles. Identification by Targeted Differential Display of an Immediate Early Gene Encoding a Putative Serine/Threonine Kinase. *J Biol Chem*, 270(17):10351–10357, 1995. doi: 10.1074/jbc.270.17.10351. URL http://www.jbc.org/cgi/content/abstract/270/17/10351.

117 Georg Wolf, Robert Elez, Andreas Doermer, Uwe Holtrich, Hanns Ackermann, Hans Jochen Stutte, Hans-Michael Altmannsberger, Helga Rübsamen-Waigmann, and Klaus Strebhardt. Prognostic significance of polo-like kinase (PLK) expression in non-small cell lung cancer. *Oncogene*, 14(5):543–549, 1997. URL http://www.nature.com/onc/journal/v14/n5/abs/1200862a.html.

118 Rainald Knecht, Robert Elez, Martin Oechler, Christine Solbach, Christoph von Ilberg, and Klaus Strebhardt. Prognostic Significance of Polo-like Kinase (PLK) Expression in Squamous Cell

Carcinomas of the Head and Neck. *Cancer Res*, 59(12):2794–2797, 1999. URL http://cancerres.aacrjournals.org/cgi/content/abstract/59/12/2794.

119 Noriyuki Takai, Tami Miyazaki, Kayo Fujisawa, Kaei Nasu, Ryoji Hamanaka, and Isao Miyakawa. Polo-like kinase (PLK) expression in endometrial carcinoma. *Cancer Lett*, 169(1):41–49, 2001. doi: 10.1016/S0304-3835(01)00522-5. URL http://www.sciencedirect.com/science/article/B6T54-437XPSD-7/2/d7d9fb5caaf82efb3bcc215b5dc1ffae.

120 Phillip J. Gray, David J. Bearss, Haiyong Han, Raymond Nagle, Ming-Sound Tsao, Nicholas Dean, and Daniel D. Von Hoff. Identification of human polo-like kinase 1 as a potential therapeutic target in pancreatic cancer. *Mol Cancer Ther*, 3(5):641–646, 2004. URL http://mct.aacrjournals.org/content/3/5/641.abstract.

121 Shin-Ichi Yamada, Miki Ohira, Hiroshi Horie, Kiyohiro Ando, Hajime Takayasu, Yutaka Suzuki, Sumio Sugano, Takahiro Hirata, Takeshi Goto, Tadashi Matsunaga, Eiso Hiyama, Yutaka Hayashi, Hisami Ando, Sachiyo Suita, Michio Kaneko, Fumiaki Sasaki, Kohei Hashizume, Naomi Ohnuma, and Akira Nakagawara. Expression profiling and differential screening between hepatoblastomas and the corresponding normal livers: identification of high expression of the PLK1 oncogene as a poor-prognostic indicator of hepatoblastomas. *Oncogene*, 23(35):5901–5911, 2004. doi: 10.1038/sj.onc.1207782. URL http://www.nature.com/onc/journal/v23/n35/abs/1207782a.html.

122 Lucas Kneisel, Klaus Strebhardt, August Bernd, Manfred Wolter, Angelika Binder, and Roland Kaufmann. Expression of polo-like kinase (PLK1) in thin melanomas: a novel marker of metastatic disease. *J Cutan Pathol*, 29(6):354–358, 2002. doi: 10.1034/j.1600-0560.2002.290605.x. URL http://dx.doi.org/10.1034/j.1600-0560.2002.290605.x.

123 Rainald Knecht, Christine Oberhauser, and Klaus Strebhardt. PLK (polo-like kinase), a new prognostic marker for oropharyngeal carcinomas. *Int J Cancer*, 89(6):535–536, 2000.

doi: 10.1002/1097-0215(20001120)89:6<535::AID-IJC12>3.0.CO;
2-E. URL http://dx.doi.org/10.1002/1097-0215(20001120)
89:6<535::AID-IJC12>3.0.CO;2-E.

124 Y. Ito, E. Miyoshi, N. Sasaki, K. Kakudo, H. Yoshida, C. Tomoda, T. Uruno, Y. Takamura, A. Miya, K. Kobayashi, F. Matsuzuka, N. Matsuura, K. Kuma, and A. Miyauchi. Polo-like kinase 1 overexpression is an early event in the progression of papillary carcinoma. Br J Cancer, 90(2):414–418, 2004. doi: 10.1038/sj.bjc.6601540. URL http://www.nature.com/bjc/journal/v90/n2/abs/6601540a.html.

125 Wilko Weichert, Glen Kristiansen, Aurelia Noske, Silvia Niesporek, Manfred Dietel, and Carsten Denkert. Polo-like kinase 1 expression is a prognostic factor in human colon cancer. World J Gastroenterol, 11(36):5644–5650, 2005. URL http://www.wjgnet.com/1007-9327/11/5644.asp.

126 Wilko Weichert, Mathias Schmidt, Volker Gekeler, Carsten Denkert, Carsten Stephan, Klaus Jung, Stefan Loening, Manfred Dietel, and Glen Kristiansen. Polo-like kinase 1 is overexpressed in prostate cancer and linked to higher tumor grades. The Prostate, 60(3):240–245, 2004. doi: 10.1002/pros.20050. URL http://dx.doi.org/10.1002/pros.20050.

127 K. Dietzmann, E. Kirches, P. von Bossanyi, K. Jachau, and Ch. Mawrin. Increased Human Polo-Like Kinase-1 Expression in Gliomas. J Neuro Oncol, 53(1):1–11, 2001. doi: 10.1023/A:1011808200978. URL http://www.springerlink.com/content/wu803302171410q5.

128 Siro Simizu and Hiroyuki Osada. Mutations in the Plk gene lead to instability of Plk protein in human tumour cell lines. Nat Cell Biol, 2(11):852–854, 2000. doi: 10.1038/35041102. URL http://dx.doi.org/10.1038/35041102.

129 Y. Tokumitsu, M. Mori, S. Tanaka, K. Akazawa, S. Nakano, and Y. Niho. Prognostic significance of polo-like kinase expression in esophageal carcinoma. Int J Oncol, 15(4):687–692, 1999.

130 Shingo Kanaji, Hiroaki Saito, Shunichi Tsujitani, Sachiko Matsumoto, Shigeru Tatebe, Akira Kondo, Mitsuhiko Ozaki, Hisao Ito, and Masahide Ikeguchi. Expression of Polo-Like Kinase 1 (PLK1) Protein Predicts the Survival of Patients with Gastric Carcinoma. *Oncology*, 70(2):126–133, 2006. doi: 10.1159/000093003. URL http://content.karger.com/produktedb/produkte.asp?typ=fulltext&file=OCL2006070002126.

131 Gretchen S. Jimenez, Shireen H. Khan, Jayne M. Stommel, and Geoffrey M. Wahl. p53 regulation by post-translational modification and nuclear retention in response to diverse stresses. *Oncogene*, 18(53):7656–7665, 1999. URL http://www.nature.com/onc/journal/v18/n53/abs/1203013a.html.

132 Wilko Weichert, Mathias Schmidt, Juliane Jacob, Volker Gekeler, Jan Langrehr, Peter Neuhaus, Marcus Bahra, Carsten Denkert, Manfred Dietel, and Glen Kristiansen. Overexpression of Polo-Like Kinase 1 Is a Common and Early Event in Pancreatic Cancer. *Pancreatology*, 5(2-3):259–265, 2005. doi: 10.1159/000085280. URL http://content.karger.com/produktedb/produkte.asp?typ=fulltext&file=PAN20050052_3259.

133 David M. Glover, Iain M. Hagan, and Álvaro A.M. Tavares. Polo-like kinases: a team that plays throughout mitosis. *Genes Dev*, 12(24):3777–3787, 1998. doi: 10.1101/gad.12.24.3777. URL http://genesdev.cshlp.org/content/12/24/3777.short.

134 Klaus Strebhardt and Axel Ullrich. Targeting polo-like kinase 1 for cancer therapy. *Nat Rev Cancer*, 6(4):321–330, 2006. doi: 10.1038/nrc1841. URL http://www.nature.com/nrc/journal/v6/n4/abs/nrc1841.html.

135 Stephen Taylor and Jan-Michael Peters. Polo and aurora kinases — lessons derived from chemical biology. *Curr Opin Cell Biol*, 20(1):77–84, 2008. doi: 10.1016/j.ceb.2007.11.008.

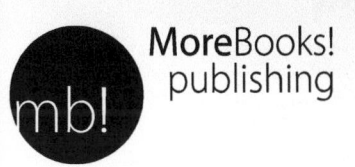
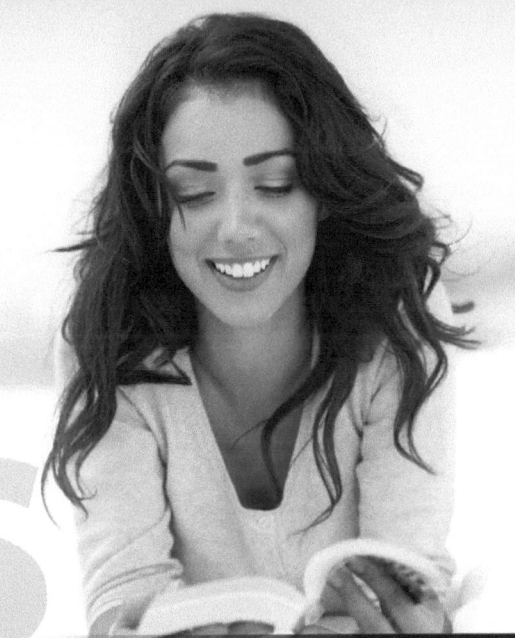

i want morebooks!

Buy your books fast and straightforward online - at one of world's fastest growing online book stores! Environmentally sound due to Print-on-Demand technologies.

Buy your books online at
www.get-morebooks.com

Kaufen Sie Ihre Bücher schnell und unkompliziert online – auf einer der am schnellsten wachsenden Buchhandelsplattformen weltweit! Dank Print-On-Demand umwelt- und ressourcenschonend produziert.

Bücher schneller online kaufen
www.morebooks.de

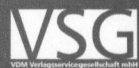

VDM Verlagsservicegesellschaft mbH
Heinrich-Böcking-Str. 6-8   Telefon: +49 681 3720 174   info@vdm-vsg.de
D - 66121 Saarbrücken   Telefax: +49 681 3720 1749   www.vdm-vsg.de

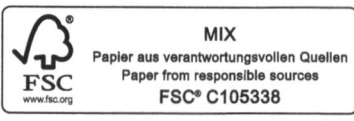

Printed by Books on Demand GmbH, Norderstedt / Germany